A EDUCAÇÃO MÉDICA NO BRASIL
DAS ORIGENS À PANDEMIA

Editora Appris Ltda.
1.ª Edição - Copyright© 2024 dos autores
Direitos de Edição Reservados à Editora Appris Ltda.

Nenhuma parte desta obra poderá ser utilizada indevidamente, sem estar de acordo com a Lei nº 9.610/98. Se incorreções forem encontradas, serão de exclusiva responsabilidade de seus organizadores. Foi realizado o Depósito Legal na Fundação Biblioteca Nacional, de acordo com as Leis nos 10.994, de 14/12/2004, e 12.192, de 14/01/2010.

Catalogação na Fonte
Elaborado por: Josefina A. S. Guedes
Bibliotecária CRB 9/870

E244e 2024	A educação médica no Brasil: das origens à pandemia / Cristiano Hayoshi Choji...[et al.]. – 1. ed. – Curitiba: Appris, 2024. 193 p. ; 21 cm. – (Educação, tecnologias e transdisciplinaridade). Inclui referências. ISBN 978-65-250-5987-7 1. Educação médica. 2. Currículos. 3. Covid-19. I. Choji, Cristiano Hayoshi II. Título. III. Série. CDD – 610.7

Livro de acordo com a normalização técnica da ABNT

Appris editora

Editora e Livraria Appris Ltda.
Av. Manoel Ribas, 2265 – Mercês
Curitiba/PR – CEP: 80810-002
Tel. (41) 3156 - 4731
www.editoraappris.com.br

Printed in Brazil
Impresso no Brasil

Cristiano Hayoshi Choji
Pablo Fabian Aviles Cabrera
Sidinei de Oliveira Sousa
Caio Henrique Nobre Cabral
Carolina Morais Faria

A EDUCAÇÃO MÉDICA NO BRASIL

DAS ORIGENS À PANDEMIA

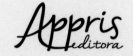

FICHA TÉCNICA

EDITORIAL	Augusto Coelho
	Sara C. de Andrade Coelho
COMITÊ EDITORIAL	Marli Caetano
	Andréa Barbosa Gouveia - UFPR
	Edmeire C. Pereira - UFPR
	Iraneide da Silva - UFC
	Jacques de Lima Ferreira - UP
SUPERVISOR DA PRODUÇÃO	Renata Cristina Lopes Miccelli
ASSESSORIA EDITORIAL	Jibril Keddeh
REVISÃO	Monalisa Morais Gobetti
PRODUÇÃO EDITORIAL	Sabrina Costa da Silva
DIAGRAMAÇÃO	Jhonny Alves dos Reis
CAPA	Eneo Lage
REVISÃO DE PROVA	Jibril Keddeh

COMITÊ CIENTÍFICO DA COLEÇÃO EDUCAÇÃO, TECNOLOGIAS E TRANSDISCIPLINARIDADE

DIREÇÃO CIENTÍFICA Dr.ª Marilda A. Behrens (PUCPR) Dr.ª Patrícia L. Torres (PUCPR)

CONSULTORES

Dr.ª Ademilde Silveira Sartori (Udesc)
Dr. Ángel H. Facundo (Univ. Externado de Colômbia)
Dr.ª Ariana Maria de Almeida Matos Cosme (Universidade do Porto/Portugal)
Dr. Artieres Estevão Romeiro (Universidade Técnica Particular de Loja-Equador)
Dr. Bento Duarte da Silva (Universidade do Minho/Portugal)
Dr. Claudio Rama (Univ. de la Empresa-Uruguai)
Dr.ª Cristiane de Oliveira Busato Smith (Arizona State University /EUA)
Dr.ª Dulce Márcia Cruz (Ufsc)
Dr.ª Edméa Santos (Uerj)
Dr.ª Eliane Schlemmer (Unisinos)
Dr.ª Ercilia Maria Angeli Teixeira de Paula (UEM)
Dr.ª Evelise Maria Labatut Portilho (PUCPR)
Dr.ª Evelyn de Almeida Orlando (PUCPR)
Dr. Francisco Antonio Pereira Fialho (Ufsc)
Dr.ª Fabiane Oliveira (PUCPR)

Dr.ª Iara Cordeiro de Melo Franco (PUC Minas)
Dr. João Augusto Mattar Neto (PUC-SP)
Dr. José Manuel Moran Costas (Universidade Anhembi Morumbi)
Dr.ª Lúcia Amante (Univ. Aberta-Portugal)
Dr.ª Lucia Maria Martins Giraffa (PUCRS)
Dr. Marco Antonio da Silva (Uerj)
Dr.ª Maria Altina da Silva Ramos (Universidade do Minho-Portugal)
Dr.ª Maria Joana Mader Joaquim (HC-UFPR)
Dr. Reginaldo Rodrigues da Costa (PUCPR)
Dr. Ricardo Antunes de Sá (UFPR)
Dr.ª Romilda Teodora Ens (PUCPR)
Dr. Rui Trindade (Univ. do Porto-Portugal)
Dr.ª Sonia Ana Charchut Leszczynski (UTFPR)
Dr.ª Vani Moreira Kenski (USP)

À minha família: Eliana, Eduardo e Pedro.
Aos meus pais, Tetsuo e Toshiko.

AGRADECIMENTOS

Aos professores que me guiaram nessa jornada em busca do saber Educacional, professora Raimunda Abou Gebran e professor Sidinei de Oliveira Sousa, sem os quais não seria possível alcançar o objetivo de tamanha complexidade.

A José Bressa, minha inspiração para trilhar o caminho da Educação, quem nos ofereceu tantos caminhos a seguir em seu trabalho inicial mostrando o quanto havia a ser estudado.

À doutora Jadete Barbosa Lampert, pois, embora eu nunca tenha sentado à frente em sua aula, impactou minha pesquisa com sua obra, de modo que a reconheço e a "adoto" como minha professora.

Aos professores do Programa de Educação que tornaram possível trilhar o caminho dos estudos. Aos colegas e amigos que dividiram comigo a companhia e as dificuldades juntos.

À minha coordenadora, Priscila Buosi Rodrigues Rigolin, que não poupou esforços para auxiliar minha participação no programa de Mestrado em Educação.

À Jakeline Margaret de Queiroz Ortega, responsável pelo fichamento de todos os artigos utilizados na pesquisa. Sempre presente para ajudar.

Aos meus assistentes discentes de Medicina Unoeste, Campus de Presidente Prudente, Caio Henrique Nobre Cabral e Carolina Morais Faria, que dividiram comigo todo o fardo de pesquisa e digitação da dissertação que deu origem a esta obra, de tal modo que se reconhece de igual forma o trabalho deles no texto, assim essa dissertação pode se dizer nossa, redigida a seis mãos.

Há verdadeiramente duas coisas diferentes: saber e crer que se sabe.
A ciência consiste em saber; em crer que se sabe reside a ignorância.

(Hipócrates)

PREFÁCIO

A história da educação médica no Brasil é uma jornada que reflete não apenas o desenvolvimento da medicina, mas também as transformações sociais, políticas e econômicas do país ao longo dos anos. O ensino médico no Brasil tem suas raízes na época colonial, quando as primeiras escolas de medicina foram criadas no início do século 19, sob a influência de modelos europeus. No entanto, a educação médica naquela época era elitizada, com cursos de longa duração e pouco foco em práticas clínicas. Foi somente no século 20 que ocorreram mudanças significativas, que introduziram um modelo de ensino médico mais orientado para a pesquisa e a prática, com influência das escolas médicas dos Estados Unidos.

As diretrizes curriculares nacionais para a educação médica no Brasil passaram por diversas reformas ao longo do tempo, refletindo os avanços na medicina e a crescente importância da atenção primária à saúde e da interdisciplinaridade. A última reforma, ocorrida em 2014, trouxe mudanças significativas, como a ênfase na formação generalista, humanista, crítica e reflexiva dos médicos. Além disso, a relação médico-paciente, a ética médica e a promoção da saúde tornaram-se temas centrais nas novas diretrizes curriculares e na formação médica.

Um aspecto importante da história recente de nossas escolas médicas foi o desafio de ensinar medicina durante a pandemia da Covid-19, uma questão sem precedentes, vivida por educadores, estudantes e profissionais da área da saúde em todo o mundo. As práticas clínicas, que são essenciais na formação médica, foram impactadas significativamente. Muitos hospitais restringiram o acesso de estudantes e residentes, a fim de reduzir a exposição ao vírus e direcionar recursos para o atendimento de pacientes com Covid-19. Isso limitou a experiência prática dos estudantes e sua capacidade de aprender com pacientes reais, o que resultou na necessidade de adaptar rapidamente os currículos e métodos de ensino à nova realidade

O Livro *A Educação Médica no Brasil: das Origens à Pandemia* é um compêndio histórico de toda essa evolução, e sua leitura é um convite à reflexão do quanto mudamos em relação ao ensino médico no país e o quanto ainda mudaremos, com o constante surgimento de novas metodologias de ensino, novas necessidades sociais e, mais recentemente, com a introdução da inteligência artificial, que vem se tornando uma realidade no processo ensino-aprendizagem. Boa leitura!

Dr. Fernando Antonio Mourão Valejo
Médico Ginecologista, Obstetra e Mastologista.
Mestre e doutor em Ciências pela Universidade de São Paulo
Coordenador do Internato Médico da Faculdade de Medicina
de Presidente Prudente - Universidade do Oeste Paulista

LISTA DE SIGLAS

Abem	–	Associação Brasileira de Educação Médica
APS	–	Atenção Primária à Saúde
CHD	–	Classificação Hierárquica Descendente
DCN	–	Diretrizes Curriculares Nacionais
IES	–	Instituições de Ensino Superior
MEC	–	Ministério da Educação
MFC	–	Medicina de Família e Comunidade
OME	–	Ordem média da evocação de palavras
PBL	–	*Problem Based Learning*
RBEM	–	Revista Brasileira de Educação Médica
SUS	–	Sistema Único de Saúde
Unoeste	–	Universidade do Oeste Paulista

SUMÁRIO

1
INTRODUÇÃO 17

2
HISTÓRICO DA EDUCAÇÃO MÉDICA 21
2.1 História da educação médica geral no contexto histórico brasileiro 21
2.2 Fundação da Medicina Brasileira a partir dos Cirurgiões 22
2.3 A Evolução na Formação Médica Brasileira 25
2.4 Desenvolvimento da Educação Médica no Brasil contemporâneo 40

3
A EDUCAÇÃO MÉDICA A PARTIR DAS DIRETRIZES CURRICULARES NACIONAIS (DCN) 59

4
REPERCUSSÃO DAS DIRETRIZES CURRICULARES NACIONAIS NAS PUBLICAÇÕES EM EDUCAÇÃO MÉDICA BRASILEIRA 73

5
ANÁLISE DA IMPLEMENTAÇÃO DAS DCN 2014 A PARTIR DE UMA NOVA PERSPECTIVA PARA EDUCAÇÃO MÉDICA ANTES DA PANDEMIA DE COVID-19 79

6
ANÁLISE DAS PRODUÇÕES A PARTIR DE UMA NOVA PERSPECTIVA PARA A EDUCAÇÃO MÉDICA (DCN 2014) DURANTE E APÓS A PANDEMIA DE COVID-19 101

CONSIDERAÇÕES FINAIS 167
REFERÊNCIAS 171

1

INTRODUÇÃO

A prática docente no âmbito da Graduação Médica apresenta diversos desafios educacionais próprios, dentre eles, podemos destacar os efeitos da cisão ocorrida historicamente entre a formação promovida pela escola médica e o trabalho, distanciando cada vez mais a formação profissional da complexa interação de processos sociais e dos meios de produção dos serviços, bem como dos papéis exercidos pelas instituições frente às condições do mundo do trabalho e das políticas de saúde representadas pela intervenção do Estado em amplitude educacional e de trabalho.

Embora extremamente proveitosa como meio de crescimento dentro de sua própria área de atuação, via de regra a prática docente se realiza a partir da reprodução dos meios e metodologias de predileção do próprio docente durante sua formação, mostrando-se como o caminho lógico a ser seguido no ofício da docência.

A evolução profissional carrega consigo, portanto, a tentativa de resolução de suas próprias fragilidades de formação como uma nova meta a ser alcançada. Contudo esse caminho revela a complexidade oriunda da falta de formação específica de professor, fazendo com que esses profissionais estejam suscetíveis de se embrenhar no senso comum e pouco científico da equivalência entre profissional liberal e docente. Esse panorama parece predominar na educação universitária em nossa realidade nacional carente de profissionalização da atividade médica docente, bastante distanciada da epistemologia educacional (Lampert *et al.*, 2019). Assim, emerge o equívoco bastante comum de se considerar o bom profissional naturalmente um bom professor, o que não corresponde à realidade docente, visto apresentar uma outra dimensão de atuação profissional de igual ou maior complexidade em termos de fundamentação teórica.

A necessidade de educação permanente dos docentes é uma demanda apontada dentro das instituições de ensino superior (IES), bem como se mostra vital a necessidade de uma cultura de valorização do ensino (Wagner, 2022).

A busca por ferramentas funcionais para uma adequada prática profissional docente leva, via de regra, a cursos de extensão, congressos ou até mesmo cursos lato sensu. Amiúde produtivos e engrandecedores, esses processos demonstram claramente ao professor o quanto é necessária a formação específica na área de educação, e a essa descoberta abre-se um mundo novo a ser explorado. Em outras palavras, apresenta a necessidade de ressignificar seu papel enquanto médico na atuação docente. Nesse processo de descoberta da fragilidade de sua fundamentação científica tecnicista, antes vislumbrada como inabalável, é agora entendida como produto do meio onde foi ensinado, passando nesse momento a catalisar a necessidade cada vez mais premente de compreender o processo de ensino e de aprendizagem para, desse modo, revisar seus conceitos (Lampert *et al.*, 2019; Batista *et al.*, 2015).

> Na contextualização histórica do século XX tem-se a dimensão da forma de educar no século XXI – forma que exige dos educadores da medicina esforços de criatividade para não só transmitir, como também construir conhecimentos frente às situações-problema dos mais variados graus de complexidade, para mudanças no perfil do egresso (Lampert, 2014, p. 292).

A tentativa de compreensão do meio no qual ocorreu a formação médica inspira uma necessidade inicial de revisão histórica, num primeiro momento de forma genérica, depois em âmbito nacional, a fim de se compreender o modo e as circunstâncias da graduação em medicina, bem como identificar a motivação que levou à necessidade de evolução da formação, a fim de atender, simultaneamente, tanto as necessidades de formação dos alunos quanto o perfil profissional necessário ao atual mundo do trabalho médico dentro do paradigma da integralidade, sob o risco de tornar não funcional os estudos do recém-formado em medicina devido à necessidade de articulação para solução de problemáticas que fogem à retórica de uma formação compartimentalizada e tecnicista (Shon, 2000; Lampert *et al.*, 2019; Batista *et al.*, 2015).

Os autores apresentam em suas atividades, uma importante dedicação à carreira como educador dentro de Faculdade de Medicina, a qual prima por metodologias inovadoras bem como formação ativa por parte do corpo discente, foi motivado a buscar cada vez maior engajamento com a formação no eixo educacional. Sendo que a dimensão desta pesquisa se enquadra na própria **vivência** do pesquisador, enquanto profissional da educação nesse período de implantação e implementação das Diretrizes Curriculares Nacionais nas escolas médicas do Brasil.

Entendendo a motivação sócio-política que guia a criação das diretrizes curriculares em seu momento histórico e social, é necessário proceder à análise do modo pelo qual as instituições de ensino, como faculdades e universidades, reagiram a fim de se adequar às normas legais que passaram a determinar o modelo de formação do graduando em Medicina a partir da promulgação das mesmas em 2014; bem como se deu a evolução educacional de um paradigma tecnicista e fragmentado especializado para outro pautado no enfoque da integralidade e articulado com uma formação humanista no contexto social atual (Bursztyn, 2015; Lampert *et al.*, 2019).

Nos últimos anos (duas décadas iniciais do século 21), a Educação Médica no Brasil vem passando por mudanças significativas, quer seja no tocante às concepções e aos paradigmas relacionados ao profissional que se deseja formar, quer seja com relação à ação docente, à abordagem do conhecimento, às proposições metodológicas, práticas avaliativas, enfim, ao processo de ensino e de aprendizagem como um todo. Nesta pesquisa, optou-se por uniformizar o termo Educação Médica por abranger todas as dimensões de sua proposta, como ponto de catarse, as Diretrizes Curriculares Nacionais (DCN) publicadas em 2001 e reconfiguradas para uma nova promulgação do Curso de Graduação em Medicina — instituídas pela Resolução nº 3, de 20 de junho de 2014 —, a qual resultou em mudanças significativas no processo do ensino médico, definindo em seu objetivo:

> [...] proporcionar ao graduado em Medicina uma formação geral, humanista, crítica, reflexiva e ética, para que o mesmo seja capaz de atuar nos diferentes níveis de atenção à saúde, com ações de promoção, prevenção, recuperação e reabilitação da saúde, nos âmbitos individual e coletivo, com responsabilidade social e compromisso com a defesa da cidadania, da dignidade humana, da saúde integral do ser humano e tendo como transversalidade em sua prática, sempre, a determinação social do processo de saúde e doença (Brasil, 2014, p. 1).

Assim, para a consecução desse objetivo, proponente de um novo olhar e uma nova concepção para a formação médica brasileira dentro do paradigma da integralidade, estabeleceu-se a necessidade de readequação curricular dos projetos pedagógicos das Escolas de Medicina, ressignificando também muitos dos processos didáticos e pedagógicos para que se pudesse garantir a formação do profissional médico articulado a esse novo paradigma de adequação ao perfil profissional necessário para a atuação como médico no âmbito do mundo de trabalho contemporâneo (Lampert *et al.*, 2019; Batista *et al.*, 2015).

Esse novo olhar para a educação médica tem favorecido reflexões e ações por parte dos pesquisadores e propiciado publicações sobre as mudanças possíveis e necessárias a serem realizadas nos cursos de graduação de Medicina a fim de atingir os objetivos de adequação profissional ao novo mundo de trabalho, bem como o de romper com paradigmas anteriores que não mais são compatíveis com as necessidades sociais e profissionais atuais. Além disso, deve-se ter em vista que, por meio da escola, ocorre a passagem do saber espontâneo para o saber sistematizado, da cultura popular para a cultura erudita (Lampert *et al.*, 2019; Batista *et al.*, 2015; Saviani, 2012).

2

HISTÓRICO DA EDUCAÇÃO MÉDICA

2.1 História da educação médica geral no contexto histórico brasileiro

Para uma adequada análise das produções científicas aqui focadas perante as mudanças atuais na adequação da formação em medicina a partir das Diretrizes Curriculares Nacionais 2014 para a Educação Médica, é necessário identificar essas transformações no panorama do que era a proposta anterior de formação profissional oferecida nas instituições e como ela evoluiu historicamente até a proposta atual, fundamentando assim a necessidade de vislumbrar as origens da formação médica em suas diferentes fases históricas. Por fim, vamos dispor numa, de forma sistematizada, as principais leis regulamentares da profissão médica no Brasil a fim de melhor dimensionar aspectos do desenvolvimento histórico com base nas regulamentações (Lampert *et al.*, 2019; Menezes Júnior; Brzezinski, 2018; Batista *et al.*, 2015).

Antes da criação das universidades medievais, a metodologia de formação médica estava intimamente relacionada com a aprendizagem no trabalho. O aprendiz seguia os passos do mestre como ajudante até adquirir a capacidade de exercer o ofício de maneira autônoma. Deve-se ter em mente que, tanto durante a idade média para a clínica médica, quanto no século 18 para cirurgia, houve uma mudança estrutural com a separação da educação do trabalho médico. Há, portanto, uma importante cisão na divisão do trabalho manual e intelectual, de modo que a atividade do estudante de medicina passou a ser vista como experiência pedagógica, desconsiderando tanto sua contribuição para a transformação da realidade no setor de saúde quanto o trabalho acadêmico na produção de saber científico. Essa dissociação de estudo e trabalho ainda se mostra um dos grandes problemas da educação médica atual (Lampert, 2009).

2.2 Fundação da Medicina Brasileira a partir dos Cirurgiões

Historicamente, devemos pontuar que no Brasil colonial havia poucos atrativos aos médicos formados nas universidades europeias, por outro lado, para seus contemporâneos homens de ofício, como "cirurgiões", trabalhar na colônia representava a possibilidade de ascensão social e econômica; assim, os cirurgiões exerciam no Brasil colonial a totalidade das funções assistenciais que na Europa cabia aos médicos (chamados então de físicos).

Durante os três primeiros séculos da colonização brasileira, a sociedade branca recorreu indiferentemente às formas de cura trazidas da Europa ou àquelas a que diversas etnias, com as quais se manteve em constante contato, utilizavam para lutar contra os males que as acometiam (Moura, 2004).

Mesmo os portugueses, muito embora se tratassem com seus médicos, cirurgiões e barbeiros vindos de Portugal, não hesitavam, quando precisavam curar suas feridas, em se servir do azeite de copaíba utilizado pelos indígenas para esse fim (Moura, 2004).

Posteriormente, com a vinda dos escravos africanos, aderiram igualmente a certas curas relacionadas com a magia, como podemos ver pelas visitas inquisitoriais. Nas correspondências avulsas encetadas entre metrópole e colônia, enfatizava-se com frequência a falta de médicos, remédios e hospitais (Moura, 2004).

O exercício da medicina no Brasil, até as primeiras décadas do século 19, era facultado somente a físicos e cirurgiões portadores de um atestado de habilitação e licenciados pelos comissários das duas autoridades médicas reinóis, o cirurgião-mor e o físico-mor. Estes, representantes diretos do poder real, residiam, inicialmente, somente nas povoações maiores, mas a partir do século 18, os regimentos sanitários passam a ser mais observados com a presença de comissários em um número maior de cidades e vilas.

A atuação dos cirurgiões estava restrita às sangrias, à aplicação de ventosas, à cura de feridas e de fraturas, sendo-lhes vetada a administração de remédios internos, privilégio dos médicos formados em Coimbra.

Mas quem eram e como agiam os agentes oficiais da arte de curar no Brasil colonial? Desde o século 16, a medicina no Brasil colonial vinha sendo praticada e estudada pelos jesuítas no próprio Colégio dos Jesuítas. Com a expulsão dos mesmos, em 1759, transcorreu um período de vazio educacional, interrompido somente na passagem do século 18 para o século 19, quando processou-se uma verdadeira renovação do ambiente cultural, inserida nos parâmetros da reforma Pombalina (Nascimento, 1929).

Importante explanar que nesse período histórico coexistiam quatro formações distintas no exercício da medicina em níveis técnicos também distintos. Assim, havia os físicos (que estudavam na Universidade de Coimbra e centravam-se em entender os autores gregos clássicos comentados pelos árabes) e os cirurgiões, orientados a um aprendizado mais prático da Medicina e, para exercer seu ofício, necessitavam receber uma carta de autorização expedida pelo cirurgião-mor do reino. Com formações ainda mais práticas e rudimentares, havia ainda a figura do cirurgião-barbeiro que era, na realidade, um barbeiro que acompanhava um cirurgião habilitado e que, depois de realizar uma prova, recebia deste uma carta de cirurgião-barbeiro formado (considerando que a atividade de barbeiro era muitas vezes executada por escravos com praticamente as mesmas funções do cirurgião); por fim, havia o ofício de barbeiro que, devido à sua habilidade de lidar com navalhas, executava sangrias em edemas sem possuir qualquer tipo de formação médica. Devido a conflitos na Europa (França de Napoleão Bonaparte), temos a chegada dos portugueses a Salvador, onde o príncipe regente D. João VI funda a primeira escola de Medicina do Brasil. Antes desse período, imperava a visão da metrópole em manter a colônia incapaz de ensinar e cultivar letras, desmotivando o ensino superior no Brasil. Fato que, historicamente, colabora com o atraso em direção à uma formação inovadora na graduação médica. Com o início do funcionamento da Escola de Cirurgia da Bahia (1808) e do Curso de Anatomia e Cirurgia no Rio de Janeiro (1809), transformadas posteriormente em Academias, inaugura-se o verdadeiro início da Medicina Brasileira, visto que anteriormente os médicos brasileiros em sua totalidade provinham da Europa ou eram filhos de nobres brasileiros que iam à Lisboa estudar, retornando posteriormente à colônia para exercer seu ofício (Menezes Júnior; Brzezinski, 2018; Bressa, 2018).

A vinda da família real portuguesa para o Brasil, em 1808, deu início a uma série de transformações profundas na colônia, que se tornou, a partir de então, o centro do império lusitano. Essa migração, motivada pela ameaça de invasão de Portugal pelas tropas napoleônicas, propiciou, além da criação de uma complexa estrutura para administrar as possessões portuguesas, a fundação de instituições necessárias ao governo do império e à europeização da corte nos trópicos (Lima, 2008).

É nesse contexto que surgem instituições importantes como a Biblioteca Nacional, o Jardim Botânico e a Imprensa Régia e são criadas as escolas de cirurgia da Bahia e do Rio de Janeiro, que viabilizaram o processo de institucionalização da medicina no país (Lima, 2008).

Até o princípio do século 19, as práticas de cura na América portuguesa eram realizadas por diferentes personagens ligados a esse tipo de exercício. Cirurgiões-barbeiros, boticários, sangradores, curandeiros e feiticeiros ocupavam o espaço aberto pela falta de médicos, que eram uma raridade na colônia. Salvo exceções, os poucos que ali exerciam o ofício tinham pouco prestígio e conhecimento (Lima, 2008).

A escassez desses profissionais no vasto território português na América tornou-se uma das preocupações do príncipe regente, D. João VI. Assim, uma de suas primeiras medidas após a chegada da corte à colônia foi criar um curso de formação de cirurgiões. Em sua passagem por Salvador, fundou, por meio da carta régia de 18 de fevereiro de 1808, a Escola de Cirurgia da Bahia, sob orientação de José Corrêa Picanço (1745-1824), cirurgião-mor do reino que acompanhava a família real no "exílio" (Lima, 2008).

A escola foi instalada no Hospital Real Militar da capital baiana e oferecia, no início de suas atividades, apenas duas disciplinas: *Cirurgia especulativa e prática* e *Anatomia e operações cirúrgicas*. O curso funcionou nesses moldes até 1815, quando foi transferido para a Santa Casa de Misericórdia e transformado em Academia Médico- Cirúrgica da Bahia por ocasião da primeira reorganização do ensino médico (Lima, 2008).

O marco de fundação da Escola Anatômica, Cirúrgica e Médica do Rio de Janeiro foi, segundo o historiador da medicina Lycurgo de Castro Santos Filho, a nomeação do cirurgião Joaquim da Rocha Mazarém (1775-1849) para a cadeira de anatomia no Hospital Militar da Corte em 2 de abril de 1808 (Lima, 2008).

Por meio de decretos do príncipe regente, foram criadas disciplinas, como terapêutica cirúrgica e particular, ministrada pelo cirurgião José Lemos de Magalhães, e medicina clínica, teórica e prática e princípios elementares de farmacêutica, a cargo do médico José Maria Bomtempo (1774-1843), antigo físico-mor da Angola, autor de substanciosa bibliografia sobre a medicina de sua época (Lima, 2008).

Em 1813, as escolas cirúrgicas foram reorganizadas segundo o projeto do doutor Manoel Álvaro de Carvalho (1751-1825), médico da Real Câmara e diretor dos Estudos Médicos e Cirúrgicos da Corte e do Brasil. O plano preconizava a fundação de três academias médico-cirúrgicas: uma na Bahia, outra no Rio de Janeiro e uma terceira no Maranhão. Essa última não chegou a ser criada. No Rio de Janeiro, a academia instalou-se no mesmo ano; na Bahia, apenas em 1815 (Lima, 2008).

2.3 A Evolução na Formação Médica Brasileira

A organização profissional e regulamentação do ensino médico no Brasil, como atividade diversa da praticada por barbeiros, sangradores, práticos e curandeiros, começou apenas no século 19 motivada pela súbita fuga da Corte portuguesa para a cidade do Rio de Janeiro.

Enquanto a América espanhola, mediante iniciativa do estado colonial e da Igreja, já possuía duas dezenas de universidades em meados de 1800, o Brasil, colônia portuguesa mais bem guardada, pôde experimentar a chegada do ensino superior apenas em 1808, atendendo às necessidades da família real lusitana recém-desembarcada. Não bastasse o atraso temporal, as escolas aqui fundadas seguiam o sistema português de universidade escolástica, com a fé cristã em evidência, difundido na Europa na Idade Média. Uma mudança nessa concepção começou a ser percebida apenas em 1889, com o advento da República e a chegada do modelo francês de ensino superior (Almeida Filho, 2008).

No Brasil, portanto, a história da medicina se inicia, como já mencionado, a partir da criação da primeira escola médica em fevereiro de 1808 por Dom João XI, na cidade de Salvador na Bahia, tão somente após ser alertado pelo cirurgião-mor da corte, José Correia Picanço, a respeito das dificuldades sanitárias locais; nesse mesmo período é instalada no Rio de Janeiro a segunda escola médica. A reforma das duas escolas de medicina brasileiras em outubro de 1832 marca o reconhecimento das atividades médicas, unificando assim as profissões de cirurgião boticário e físico, bem como alterando as condições de formação médica a partir do fortalecimento da corporação, finalmente contemplada com a competência exclusiva na arte de curar (Menezes Júnior; Brzezinski, 2018; Lampert, 2009).

Aberta em 18 de fevereiro de 1808, via Carta Régia, e, proposta pelo médico José Correa Picanço, cirurgião-mor do Reino, a Escola de Medicina e Cirurgia no Hospital Militar da Bahia configurou-se como a primeira escola de ensino superior do Brasil, sendo incialmente ministradas duas cadeiras básicas: cirurgia especulativa e prática; e anatomia e operações cirúrgicas. O ensino seguiria a orientação francesa, exigindo-se assim, o conhecimento da língua francesa para a realização da matrícula.

Em 1809, a Carta Régia de 22 de setembro estabeleceu a "verdadeira Escola de Medicina e Cirurgia no Hospital Militar" da Bahia e o curso passou a ter a duração de quatro anos, findos os quais o aluno requeria uma certidão à Escola, a qual declarava se ele estava capacitado para prestar o exame e encarregar-se da saúde pública. De posse do certificado, o aluno era submetido ao exame e, sendo aprovado, os documentos eram encaminhados para Lisboa, que expedia o diploma mediante o pagamento dos emolumentos. Tais diplomas permitiam: "sangrar, sarjar, aplicar bichas e ventosas, curar feridas, tratar de luxações, fraturas e contusões; era-lhes vedado Administrar medicamentos e tratar das moléstias internas a não ser onde não houvesse médicos; e como tais só eram tidos os diplomados ou licenciados pela Universidade de Coimbra" (Nascimento, 1929, s/p).

A nomeação do cirurgião Joaquim da Rocha Mazarém para a cadeira de anatomia, em 2 de abril de 1808, é considerada por Lycurgo de Castro Santos Filho (1991, p. 45) como o marco da criação da Escola Anatômica, Cirúrgica e Médica do Rio de Janeiro, que funcionou inicialmente nas dependências do Hospital Militar e Ultramar (Nascimento, 1929).

Embora inexistam suficientes subsídios documentais sobre a estrutura inicial dos cursos realizados no município da Corte, acredita-se que estes apresentam as mesmas diretrizes adotadas na instituição congênere baiana (Nascimento, 1929).

Começava, assim, a educação superior nacional. A abertura por decreto das escolas médicas não significou, porém, avanços práticos, já que as escolas formavam, dentro das suas limitações econômicas e estruturais, os chamados cirurgiões-barbeiros, dotados de pouco ou nenhum conhecimento teórico, reproduzindo as mesmas práticas oferecidas anteriormente. Em 1813, as escolas cirúrgicas foram reorganizadas, alçadas à categoria de academias, com formação dos profissionais denominados "formados em cirurgia", dotados de mais conhecimentos e técnicas, obtidos pelo acréscimo de dois anos à formação acadêmica tradicional. Com a consolidação da medicina como prática profissional diferenciada, foi fundada, em 1829, a Sociedade de Medicina, que deu origem, em 1832, às Faculdades de Medicina no país, com cursos de seis anos de duração e oferta anuais de vagas (Schwarcz, 2000).

Apesar da existência e funcionamento das academias, historicamente e oficialmente, a primeira Universidade Brasileira, enquanto projeto acadêmico e institucional pleno, surgiu em 1934, sob o modelo francês de ensino, com a Universidade de São Paulo (USP).

Assim, a hegemonia histórica da medicina não foi conquistada sem esforços e sacrifícios. Antes de se configurar como profissão acadêmica, a formação médica competiu com diversas categorias de práticos que também se dedicavam ao tratamento e à cura de pessoas doentes e feridas. Barbeiros, curandeiros, bruxos, sacerdotes, druidas e "cirurgiões" (tratados aqui antes de sua integração à Medicina) são exemplos históricos que buscavam o status hoje conferido aos médicos. A construção da hegemonia da medicina veio a se consolidar com o discurso científico do conhecimento. Ela constituiu-se apenas após a consagração do paradigma científico moderno como formulação epistemológica dominante e que culminou na medicina ocidental científica moderna. A identidade sociocultural médica se sobrepõe a outros elementos, inclusive àqueles de nacionalidade. Médicos são instruídos, treinados e socializados no interior de uma cultura profissional para um projeto coletivo de poder e mobilidade social. Segundo tradições religiosas e também ditas hipocráticas, a medicina deveria clamar para si o domínio sobre a doença e, consequentemente, a morte. Diferentemente de outras profissões, a necessidade de atenção médica se realiza em circunstâncias que extrapolam o controle humano (Moura, 2004).

O uso da palavra doutorando para se referir ao aluno de medicina em seu último ano de curso replica uma manifestação tradicional da cultura profissional que persiste desde o início do século passado (20), quando os diplomados em medicina recebiam o título de "Doutor em Medicina" (Moura, 2004).

O modelo francês, também chamado napoleônico, foi concebido à luz da razão, seguindo os conceitos iluministas de homem e sociedade. Com fundamentação técnico-científica e de caráter laico, foi organizado em escolas isoladas, voltadas à profissionalização. Nesse modelo, portanto, a pesquisa estava dissociada do ensino (Luckmann, 2014).

À mesma época, ocupando o cargo de secretário da Educação do Distrito Federal, Anísio Teixeira promoveu a fundação da Universidade do Distrito Federal (UFD, localizada na cidade do Rio de Janeiro), contando com o apoio dos maiores nomes da cultura nacional como Villa-Lobos, Cândido Portinari, Gilberto Freire, Josué de Castro, Sérgio Buarque de Holanda, Oscar Niemeyer e Afrânio Peixoto (Machado; Wuo; Heinzle, 2018).

Surgia no Brasil, pelas mãos desse grupo, a chamada educação democrática, uma educação pública e gratuita, de acesso a todas as classes sociais e que trazia para a sala de aula experiências cotidianas.

Acusados de socialistas pelo então presidente da República Getúlio Vargas, Anísio Teixeira e seus colegas foram destituídos dos cargos universitários, e a UFD, extinta. Apenas em 1946, com o término da Era Vargas, é que se observou a expansão do ensino superior com a criação das universidades federais (Machado, 2018).

A formação acadêmica médica mantém uma correspondência histórica com as práticas sociais predominantes em determinado período, portanto, nos séculos 16 e 17, na Educação Médica prevaleceu uma compreensão da educação em saúde como um ato normativo, prescritivo, dentro de um modelo biomédico de concepção fragmentária que trata o corpo em partes cada vez menores, no âmbito de uma lógica mecanicista que considera o médico especialista como uma espécie de mecânico do corpo humano, para assim intervir no corpo-máquina com defeito — doença. Já no século 21, a educação na saúde se vê diante de uma proposição muito mais avançada, atualmente a formação médica transcende a instituição da escola e passa a ser discutida dentro do contexto social como um todo. Nesse contexto, emergem as contradições sociais existentes entre os anseios do ser humano por uma saúde mais plural e a busca pela dignidade da vida humana com foco na formação em saúde. Há, portanto, o surgimento de uma nova concepção, anteriormente mais baseada na racionalidade técnica e no conhecimento científico voltado para o "cuidar da doença" que muito contribuiu para criar uma insatisfação da sociedade com o desempenho das profissões de saúde, dentre elas a medicina (Araújo, 2015; Lampert, 2009).

Nesse sentido, a racionalidade técnica é uma epistemologia da prática derivada da filosofia positivista, decorrente da construção da universidade moderna dedicada à pesquisa. No âmbito dessa configuração, os profissionais são vistos dentro de uma racionalidade técnica como solucionadores de problemas instrumentais a partir de meios técnicos apropriados para problemas específicos, numa perspectiva cartesiana (Schön, 2000). A educação médica é uma fração da educação geral, destinada especificamente a treinar e a produzir novos membros para a manutenção e sobrevivência do grupo profissional. A isto se vinculam também atitudes e disposições devido à socialização de sujeitos anteriormente leigos que se submetem ao processo de treinamento profissional médico, de modo a abrir mão de sua autonomia intelectual mediante a reorganização da visão de mundo e consciência perante conceitos éticos e morais, incorporando assim ideologia — uma cultura estruturada por meio do conjunto de valores específicos do grupo profissional que não serve em sua totalidade a nenhum outro (Moura, 2004).

Os médicos, assim como outros profissionais, conservam sua posição na estrutura social com base no valor que a sociedade atribui ao seu trabalho, e em virtude da necessidade que ela tem do mesmo, devido também ao monopólio da categoria profissional em função de seu conhecimento específico sobre a matéria (Moura, 2004). A educação, nesse contexto, assume mecanismos de reprodução da desigualdade social, fato que contribui especificamente para a sua reprodução social (Saviani, 2012). Uma medicina socialmente segmentada não contempla as necessidades de atenção básica, pelo contrário, sua prática alimenta e contribui para o retrocesso no conceito de saúde como direito social, sendo esse incorporado apenas aos discursos, em detrimento de sua real efetivação (Lampert, 2009; Batista et al., 2015).

Consideradas como propostas históricas para a formação médica, temos, no rol dos referenciais históricos do século 20, marcos conceituais que deram norte a diversas iniciativas. Inicialmente, o Relatório Flexner, de 1910, impulsionou a pesquisa e promoveu avanços científicos e tecnológicos, não obstante, dividiu o conhecimento e enfatizou a especialização decorrente da discussão sobre o processo saúde-doença. Esse paradigma educacional médico dito "Tecnicista", provocou posteriormente uma ausência de competência na solução para problemas de saúde da população, apesar dos avanços científicos (Lampert, 2009).

A publicação do trabalho de Abraham Flexner em 1910, no estudo *"Medical Education in the United States and Canada – A Report to the Carnegie Foundation for the Advancement of Teaching"*, mais conhecido no meio profissional por Relatório Flexner (*Flexner Report*), é considerado o provocador da maior reforma das escolas médicas realizada nos Estados Unidos da América (EUA), com profundas implicações na formação médica e na medicina mundial, e que se refletem até os dias atuais em nossa concepção de educação aplicada à medicina (Meireles, 2019). Para Flexner, os critérios para distinguir profissão de outras formas de trabalho seriam: intelectual, aprendida, prática, técnica, fortemente organizada e, por fim, altruísta. Daí emerge a comparação entre profissionais e homens de negócio, uma vez claramente diferenciadas as características profissionais, sendo que, para os homens de negócios, há o objetivo da busca pelo lucro em um contraponto extremo aos profissionais que servem interesses de outros, a despeito de sua própria frustração. Portanto, é nítido o contraste das atitudes e comportamentos, algo que atualmente tende a parecer confuso (Moura, 2004).

Flexner, após seu comissionamento na *Carnegie Foundation*, em dezembro de 1908, vistoriou pessoalmente todas as 155 escolas médicas dos EUA e do Canadá num período de 180 dias. Importante frisar que Flexner era graduado em Artes e Humanidades e não possuía formação médica ou de saúde. Seu processo de avaliação abriu mão de qualquer instrumento padronizado ou validado de coleta de dados e acabou se transformando no principal — e praticamente único — instrumento para a acreditação das escolas médicas nos Estados Unidos e Canadá, com implicações diretas em todo o mundo ocidental durante a primeira metade do século 20 (Pagliosa; Da Ros, 2008; Lampert, 2009; Bressa, 2016).

Importante compreender o contexto em que o estudo de Flexner foi realizado, ou seja, numa época e circunstância cuja situação das escolas médicas nos EUA era caótica, uma vez que não havia necessidade de concessão estatal para o exercício da medicina, dispensada em meados do século 19, o que gerou uma proliferação de escolas de Medicina, desde abordagens terapêuticas às mais diversas, abertas indiscriminadamente e sem nenhuma padronização ou vinculação a instituições universitárias, com equipamentos sucateados e carentes de critérios de admissão ou tempo de duração diferenciados, independentemente de sua fundamentação teórico-científica da (Pagliosa; Da Ros, 2008).

Na prática, utilizou-se critérios de cientificidade e institucionalidade para regulação da formação acadêmica e profissional do médico e, com isso, provocou-se também o fechamento de muitas escolas à época (Bressa, 2016). Propondo uma reforma da Educação Médica com uma concepção tecnicista e positivista com controle de admissão; redução no número de alunos nas salas de aula; dedicação exclusiva dos docentes, além de um currículo segmentado em ciclo básico seguido de ensino clínico no hospital, o qual passa a centralizar a formação profissional (Araújo, 2015; Lampert, 2009).

Para Flexner, a prática foi eleita como técnica de ensino e o hospital passou a ser o ambiente ideal para o processo de ensino e aprendizagem dos estudantes de medicina. Não na condição de mero observador, e sim para realizar práticas laboratoriais e clínicas como principais fatores de sua instrução e disciplina (Moura, 2004). O Relatório Flexner pode ser considerado como o responsável pela disseminação de um modelo de formação tecnicista e focado na especialização do atendimento em saúde, que não se mostra adequado às necessidades da sociedade brasileira. Outrossim, o adjetivo "Flexneriano" pode atualmente ser aplicado de forma pejorativa, demonstrando currículos formatados com uma divisão clara entre o período ou ciclo inicial de disciplinas básicas, seguido de outro dedicado aos estudos clínicos. Muito embora não se restrinjam a essas propostas, esse modelo organizacional tem se mostrado o mais influente e reconhecido, resistindo a quase 100 anos e ainda vigente em muitas das escolas médicas brasileiras que ainda apresentam dificuldades na implementação do ensino pautado na integralidade (Lampert *et al.*, 2019; Batista *et al.*, 2015).

Apesar do fim das cátedras vitalícias e a implantação dos departamentos e suas respectivas disciplinas, o que parecia, a princípio, progresso mostrou-se, com o passar dos tempos, uma nova fonte de problemas. Esse modelo pouco contribui para que as disciplinas interajam, mesmo fazendo parte de um único departamento e estando ligadas à formação de um mesmo perfil profissional (Machado, 2018).

Seguindo o modelo norte-americano de educação médica de Abraham Flexner, com incentivo à pesquisa e a importância do ensino hospitalar, e a exaltação à docência com dedicação exclusiva, o ensino médico nacional trabalha com um modelo essencialmente individualista, biologista, hospitalocêntrico e com ênfase nas especializações (Lampert, 2009).

O modelo flexneriano propõe a instalação de uma nova ordem para a reconstrução do modelo de ensino médico (Sacristán; Gómez, 1998). Os sólidos princípios sobre os quais o seu relatório estava embasado parecem triviais hoje: as escolas médicas devem estar baseadas em universidade, e os programas educacionais devem ter uma base científica (Madruga *et al.*, 2015).

Das suas recomendações, algumas foram acatadas com relativa facilidade: um rigoroso controle de admissão; o currículo de quatro anos; divisão do currículo em um ciclo básico de dois anos, realizado no laboratório, seguidos de um ciclo clínico de mais dois anos realizado no hospital; exigência de laboratórios e instalações adequadas (Heinzle, 2015).

O ciclo clínico deve-se dar fundamentalmente no hospital, pois ali se encontra o local privilegiado para estudar as doenças (Heinzle, 2015). Nas palavras do próprio Flexner: "O estudo da medicina deve ser centrado na doença na forma individual e concreta" A doença é considerada um processo natural, biológico (Pagliosa; Da Ros, 2008, p. 496). O social, o coletivo, o público e a comunidade não contam para o ensino médico e não são considerados implicados no processo de saúde-doença (Santos, J., 1986). Os hospitais transformam-se na principal instituição de transmissão do conhecimento médico durante todo o século 20. Às faculdades resta o ensino de laboratório nas áreas básicas como anatomia, fisiologia, patologia e a parte teórica das especialidades (Luz, 1993).

Num momento histórico marcado por grande diversidade na formação médica, esse documento teve importante papel organizador do ensino e propiciou grande avanço do conhecimento, de tal forma que foi reproduzido em diversos países, inclusive no Brasil (Tempsk, 2009).

Em vias práticas, o modelo flexneriano, pautado em disciplinas isoladas e na consequente fragmentação do aprendizado, encontra-se aplicado na maioria dos cursos de Medicina do país. Os alunos recebem os materiais preparados pelos professores e fixam os assuntos já pré-programados, ficando a discussão e o processo de aprendizagem com pouca flexibilidade. Sob esse esquema metodológico são formados profissionais tecnicamente hábeis e com amplo conhecimento dos processos patológicos, sem que haja, entretanto, a transferência adequada de aprendizados para a realidade social em que serão inseridos na prática médica (Machado, 2018).

O modelo de currículo linear-disciplinar caracteriza-se por ser um conjunto de disciplinas justapostas que, geralmente, não mantêm relações entre si. Ao estudante, esse tipo de currículo costuma apresentar-se apenas como requisito para o progresso dentro do sistema educacional, já que não tem como intuito trazer para a sala de aula, por meio de assuntos pré-programados, discussões de cunho social, político ou econômico. Pela estrutura rígida em que é formulado, apresenta, de costume, um corpo docente com foco estrito em sua área de atuação específica, que reproduz, mesmo que de forma inconsciente, esse conceito fragmentador de ideias descontextualizadas (Machado, 2018). Bernstein caracteriza o currículo linear-disciplinar como um quebra-cabeça, onde os conteúdos se encontram isolados uns dos outros, e o corpo docente e o corpo discente têm pouco poder de interferência sobre o modelo, já que geralmente não participam da formulação deste (Machado, 2018).

Mesmo que consideremos muito importantes suas contribuições para a educação médica, a ênfase no modelo biomédico, centrado na doença e no hospital, conduziu os programas educacionais médicos a uma visão reducionista. Ao adotar o modelo de saúde-doença uni causal, biologista, a proposta de Flexner reserva pequeno espaço, se algum, para as dimensões social, psicológica e econômica da saúde e para a inclusão do amplo espectro da saúde, que vai muito além da medicina e seus médicos (Pagliosa; Da Ros, 2008). Buscando a formação integral do acadêmico, algumas instituições de ensino têm procurado, mediante a reformulação curricular, aproximar os profissionais da saúde da realidade social que os cerca. Este movimento nacional de questionamentos, acerca da formação médica, data da década de 1960, ganhando corpo por meio da Associação Brasileira de Medicina (Abem), com publicações sobre o tema em anais e congressos brasileiros de Medicina. A Associação visava, primordialmente, que a graduação formasse médicos mais generalistas e, consequentemente, com menos ênfase nas especialidades (Lampert, 2009).

Há assim uma distorção na formação médica que, por considerar a medicina hospitalar a mais aperfeiçoada e, por conseguinte, a que solucionaria o problema de doenças das pessoas, tem por consequência o surgimento de grandes hospitais escolas que acabaram por tragar a escola médica e subordiná-la aos seus interesses. Os hospitais que nasceram para suprir a necessidade de educação se tornaram robustos e poderosos, e culminaram na reorientação da educação médica de acordo com seus interesses de planejamento e diretrizes de gestão (Moura, 2004). Isto perpetuou por muitos anos o modelo de assistencialismo em saúde no país, focado no atendimento hospitalocêntrico. Tal paradigma levou a um modelo reducionista de educação Médica, ensejando o desenvolvimento de escolas médicas que formavam o aluno sob uma abordagem exclusivamente a átomo-clínica de seus pacientes.

> A publicação e a implementação das Diretrizes Curriculares Nacionais para a área de saúde – em nosso caso, para o curso de Medicina – reduziam a importância do hospital como cenário de prática, em especial o hospital terciário, que constituía, então, a maioria no conjunto da rede de hospitais reconhecidos como "de ensino". Este seria apenas mais um dos múltiplos cenários e não o mais importante, uma vez que deveria se dar "ênfase aos atendimentos primário e secundário" como níveis prioritários para a formação médica (Lampert *et al.*, 2013, p. 155).

Ainda de maneira incipiente, na década de 1960 se inicia o debate, em várias partes do mundo, discutindo a determinação econômica e social da saúde, buscando uma melhor abordagem nessa dimensão, no intento de superar a orientação predominantemente centrada no controle da enfermidade, destacando-se, nesse contexto, o movimento canadense desenvolvido a partir do "Relatório Lalonde - Uma Nova Perspectiva na Saúde dos Canadenses (1974)", demonstrando um novo direcionamento conceitual da abordagem da doença com a caracterização do campo da saúde. O Movimento evidenciou que o tradicional padrão assistencial era o componente desse campo que menos efeito parecia ter para promover uma melhor saúde, contribuindo posteriormente para mudanças conceituais na Saúde (Ferreira; Buss, 2002). O Relatório produzido pelo Ministério de Bem-Estar e Saúde do Canadá sintetizou um ideário que preconizava como eixo central de intervenção um conjunto de ações que procuravam intervir positivamente sobre comportamentos individuais não saudáveis (Carvalho, 2004).

Mas foi na década de 1960, com o incentivo da cultura norte-americana durante o governo de Juscelino Kubitschek, que a universidade brasileira, mais precisamente pelo projeto da instituição da Universidade de Brasília (UNB), apontou como modelo universitário diferenciado, fundamentado pela indissociabilidade entre pesquisa, ciência e tecnologia. Anísio Teixeira trouxe ao país o conceito norte-americano de educação superior, onde as cátedras vitalícias foram substituídas por departamentos organizados em disciplinas e o ensino dividido em ciclos básicos e profissionalizantes (Machado, 2018).

Essa tendência nacional de formação generalista como propósito de moldar um profissional médico capaz de lidar com os problemas da sociedade segue conceitos discutidos mundialmente (Machado, 2018).

Tais mudanças no cenário internacional foram acompanhadas no Brasil pelo movimento sanitarista. Porém estas só passaram a ser aplicadas após a promulgação da nova Constituição Federal, em 1988, e a criação do Sistema Único de Saúde (SUS) (Machado, 2018).

Grande marco na Educação Médica, a Conferência Internacional sobre Atenção Primária de Saúde, realizada em Alma-Ata (URSS, 1978), levou à reformulação de políticas de saúde para reorientar a Educação Médica no que se refere à nova abordagem dos conceitos de saúde, enfatizando a importância da atenção primária, e que culminou em um conceito de saúde reconfigurado. Em outras palavras, o conceito de saúde extrapolou ausência de doença e passou incorporar também a qualidade de vida. Por fim, expressa na carta de Ottawa (Canadá) em 1986, emerge uma nova reflexão sobre o equilíbrio na oferta de serviços sanitários básicos e especializados, voltando-se para o conceito de promoção da saúde (Lampert, 2009).

Inicia-se, assim, uma nova fase na educação médica onde as ideias de prevenção e promoção da saúde e o modelo de multicausalidade das doenças ganham visibilidade a partir do Relatório de Lalonde, no Canadá, em 1974. A etiologia das doenças é concebida a partir dos fatores ambientais, acesso aos serviços de saúde, estilo de vida e biologia humana. O ser humano e sua doença passam a ser entendidos segundo uma visão de integralidade, tanto do seu sistema orgânico, como da sua inter-relação com o ambiente, seu trabalho e seus semelhantes (Tempsk, 2009).

A Conferência Internacional sobre Cuidados Primários de Saúde realizada pela Organização Mundial da Saúde, em Alma-Ata, no ano de 1978, reforça esse modelo ideológico da Medicina Integral, bem como a importância da formação de um médico generalista e da Atenção Primária à Saúde, apontando como meta Saúde Para Todos no ano de 2007.

Dez anos após a Conferência de Alma-Ata, na reunião da Federação Mundial de Educação Médica, constrói-se a Declaração de Edimburgo. Entre outros importantes temas da formação médica, nela se discutem as prioridades e estratégias educacionais, a articulação entre as escolas e serviços de saúde e o compromisso social da escola médica (Tempsk, 2009).

Na sequência, em 1986, na chamada Carta de Ottawa, o conceito de saúde apareceu transformado, deixando de ser a ausência de doença que, seguindo o modelo biomédico, fundamentava-se na patogenia e na terapêutica, sendo caracterizado como "individualista, curativo, centrado na figura do médico, fragmentado, especialista e hospitalocêntrico" (Gomes, 2011), para tornar-se qualidade de vida, explicitando, juntamente com outros eventos internacionais subsequentes, a necessidade de profissionais da saúde voltados à atenção básica (Machado, 2018). A Organização Mundial da Saúde (OMS) passa a definir saúde como "um completo bem-estar físico, mental e social e não somente ausência de afecções e enfermidades" (Machado, 2018).

A figura de linha do tempo para a educação médica, demonstra de maneira gráfica, mas não com proporções temporais em sua linha, os marcos históricos que impactaram na educação dentro da perspectiva de educação médica desta pesquisa.

Figura 1 – Linha do Tempo da Educação Médica

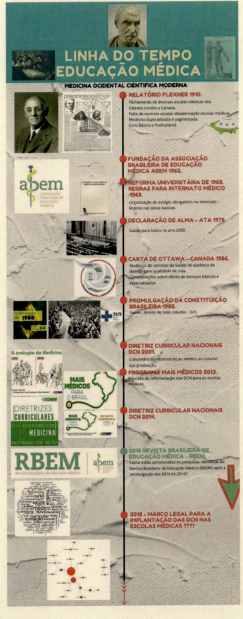

Fonte: os autores

2.4 Desenvolvimento da Educação Médica no Brasil contemporâneo

Inicialmente, o modelo de Educação Médica predominante no Brasil estava alinhado ao modelo de ensino europeu, sobretudo o Francês e o Inglês. Contudo, no início do século 20, com as mudanças de influência geopolíticas do pós-guerra, o Brasil passou a sofrer forte influência do modelo americano de Educação Médica (Bressa, 2016). Por conseguinte, o modelo de Educação Médica pautado no dito paradigma Flexneriano começou a ser implantado no Brasil por volta da década de 50, influenciando os novos cursos de Medicina. O contexto da época indicava um acelerado desenvolvimento comercial e científico-tecnológico, o que levou à prevalência desse modelo, tendo como consequência um aumento de gastos, além do consumo desenfreado das possibilidades de diagnóstico e tratamento, em contraponto à falta de recursos para a manutenção do sistema de saúde no contexto brasileiro (Candido; Batista, 2019).

Importante conceituar que, durante todo o século 20, o chamado paradigma Flexneriano foi hegemônico como modelo que buscava a formação de um médico tecnicista, com a valorização do modelo biomédico e curativo, voltado para o indivíduo, hospitalista e com a fragmentação em especialidades. Essa organização curricular chega ao Brasil na década de 1950 e foi responsável pela alteração da organização institucional dos cursos de Medicina em ciclo básico e ciclo clínico, pela reorganização das disciplinas em Departamentos e pela valoração do Hospital Escola como principal cenário de aprendizagem da prática clínica também no âmbito da realidade nacional. Nesse período, o estudante de Medicina vinculava-se a algum serviço desprovido de planejamento pedagógico, e nele era submetido à uma especialização precoce (Bressa, 2016).

Para alguns autores como Franco, Cubas e Franco (2014), a evolução da educação contemporânea (considerados aqui os séculos 20 e 21) médica no Brasil passou por três fases distintas:

> Ao traçar um panorama histórico, notam-se marcos relevantes, retratados pela evolução da educação médica em três fases: a primeira, de 1950 a 1970, de planificação por objetivo, direcionada à gestão; a segunda fase, de 1970 a 1990, marcada pela busca da pertinência, ou seja, de um médico em concordância com as necessidades locais de saúde, quantitativa e qualitativamente; e a terceira fase, a partir dos anos de 1990 até os dias atuais, que busca o impacto da educação médica sobre a saúde da população (Franco; Cubas; Franco, 2014, p. 222).

Para esses autores, a fase inicial, relacionada à gestão, remete ao Relatório Flexner de 1910, que como já anteriormente explicado provocou uma drástica revisão da Educação Médica vigente até então, promovendo critérios científicos e tecnicistas de roupagem acadêmica, consolidando uma formação segmentada em ciclos de formação profissional, tal como a arquitetura curricular que até hoje predomina na rede universitária dos países industrializados.

As estruturas curriculares dos cursos de graduação médica que seguem esse paradigma tecnicista, com a fragmentação dos conhecimentos em especialidades e em departamentos de disciplinas isoladas, tendem a provocar no estudante uma especialização precoce em sua formação. Isso se justifica pelo avanço científico e tecnológico proporcionado por um modelo denominado paradigma Flexneriano, que conduz a um distanciamento da prática social dos docentes, do real exercício profissional da medicina de futuros médicos e atuais estudantes. Isso, a despeito do ato de não se reconhecer socialmente a fragmentação da prática médica, faz prevalecer um discurso inadequado de profissão única, criando ilusoriamente uma concepção de que qualquer profissional possa se inspirar na mais valorizada prática profissional liberal.

Somente após um longo período após as reformas oriundas do relatório Flexner, já na década de 1960, houve a introdução da disciplina de Medicina Preventiva na graduação médica brasileira, em contraponto ao processo de formação médica segmentada e especializada, mas todavia de forma parcial e incompleta, com uma inversão da lógica das relações dominantes de prática médica/educação médica que demonstrou o problema crucial da racionalidade econômica a fim de buscar um custo-benefício favorável e viável (Lampert et al., 2019).

As escolas brasileiras perceberam a importância da atenção primária e reforçaram tanto a experiência dos Departamentos de Medicina Preventiva quanto as atividades fora do serviço-escola, na tentativa de modificar o ensino hospitalocêntrico com sua prática fragmentada em especialidades, apontando para o fato de que o avanço se daria tão somente por meio de iniciativas abrangentes mais integradas e focadas (Zarpelon; Terencio; Batista, 2018). A prática médica está intimamente ligada às transformações históricas dos processos de produção econômicos, sendo necessário analisar as características da educação médica inserida dentro de uma reflexão das tendências políticas e sociais, bem como do modelo econômico dominante. Adotou-se a Atenção Primaria em Saúde (APS), como estratégia para atender a adequação das metas no desenvolvimento dos profissionais de saúde (Lampert, 2009; Menezes Júnior; Brzezinski, 2018; Batista et al., 2015).

A pedagogia articulada com os interesses populares valoriza a escola, não sendo diferente ao que ocorre em seu interior e, para que funcione bem, deve demonstrar interesse em métodos de ensino eficazes (Saviani, 2012). Não reconhecer socialmente a fragmentação da prática médica, deixando prevalecer um discurso de profissão única, abre espaço para que qualquer profissional possa se inspirar no modelo ideológico por ele mais valorizado e pautado em maiores lucros como se fosse o modelo ideal a ser um dia concretizado (Lampert, 2009).

Importante dimensionar que a graduação em Medicina no Brasil caracteriza-se pela terminalidade, sendo que ao final do curso, o estudante recebe a licença plena para exercer Medicina depois de se graduar em uma das escolas médicas do país (Bica; Kornis, 2020).

Desde sua fundação em 1962, a Associação Brasileira de Educação Médica (Abem) desenvolve trabalhos de análise e recomendações às escolas médicas para a reformulação de conceitos e métodos para a formação médica na graduação. Isso é evidente em nosso panorama, pois além dos marcos internacionais como Lalonde, Alma-Ata e Ottawa, anteriormente discutidos, existem desde a década de 1960, estudos e recomendações nacionais para a formação do médico geral na graduação (Lampert, 2009).

Adicionalmente, é mister ressaltar que, na primeira metade do século 20, inexistia o estágio formal denominado de Internato Médico no Brasil. À época, o estudante de Medicina se submetia a um estágio em algum serviço, todavia desprovido de um planejamento pedagógico, apresentando assim uma especialização precoce. O estagiário acabava por se incorporar aos serviços médicos ou às universidades. Nesse processo de formação na década de 1950, ainda incipiente, o estudante de medicina acabava por se especializar sem ter a visão abrangente necessária da Medicina para exercê-la com a devida formação generalista. As escolas médicas nessa época não ofereciam o estágio de internato; os estagiários acompanhavam algum serviço especializado ou, ainda, subespecializados, o que em nada contribuía para a formação de um médico generalista e apenas consolidava uma formação médica de visão tecnicista e compartimentada do ser humano. Esse fenômeno levou o Conselho Federal de Educação a editar, em 1969, a regulamentação de estágios em serviço, conferindo um primeiro objetivo para o Internato no Brasil (Bressa, 2016; Lampert et al., 2019; Batista et al., 2015). Desse modo, promoveu-se a incorporação dos postulados flexnerianos a partir da Reforma Universitária de 1968, a partir de políticas, programas e projetos para a articulação das relações entre ensino e serviços de saúde (Zarpelon; Terencio; Batista, 2018).

> [...] estágio obrigatório em Hospitais e Centros de Saúde adaptados ao ensino das profissões de Saúde, em regime de Internato, no qual se faculte ao aluno adestrar-se, por sua escolha, nas tarefas, específicas abrangidas pelo gênero de atividade que irá exercer logo após a formatura e ao longo da vida profissional, atribuindo-se lhe responsabilidade crescente na

> assistência ao doente, porém ainda sob a supervisão do pessoal docente, compreendendo o mínimo de dois semestres (Brasil, 1969, p. 9).

Essa importante resolução do Conselho Federal de Educação buscou a equivalência na formatação dos internatos nas Universidades e modificou, ao longo da década de 1960, a estrutura das escolas de Medicina em todo o Brasil, passando a oferecer o estágio em serviço com supervisão e organização mínimas. Já durante a década de 1970, a Associação Brasileira de Educação Médica (Abem) produz outro documento importante para a estruturação do internato que hoje conhecemos, ou seja, o relatório final da XII Reunião Anual da Abem, realizada de 11 a 14 de setembro de 1974, responsável pela publicação de recomendações para a educação médica (Bressa, 2016; Lampert, 2009).

O internato médico consiste no estágio curricular obrigatório da graduação médica sob supervisão docente e de preceptoria, realizado nos dois últimos anos do curso em serviços próprios ou conveniados, a fim de proporcionar aos estudantes a aproximação com a realidade profissional e aprimorá-lo em sua formação técnica e pedagógica, de modo a prepará-lo para o exercício da medicina cidadã. Foi regulamentado no Brasil por meio de uma resolução de 1969 do Conselho Federal de Educação (CFE) — órgão submetido ao Ministério da Educação e Cultura (MEC) — que o tornou obrigatório como período especial de aprendizagem. Atualmente regulamentado por resolução do CFE de 1983, consiste no período de estágio obrigatório de ensino e aprendizagem, sendo também regido pelas Diretrizes Curriculares Nacionais (DCN) do Curso de Graduação em Medicina estabelecidas em 2014. Apesar da tentativa de ruptura do paradigma da especialização precoce, os alunos ainda o consideram como uma oportunidade de profissionalização na qual subjaz uma visão mais clara e ampla do que realmente é a especialidade e o que deles será exigido no mundo do trabalho (Teles Filho, 2019).

Antes da organização curricular, as atividades práticas extracurriculares se postulavam como uma verdadeira face reversa da educação médica, onde a escola formal delegava a formação prática do profissional, como se houvesse uma divisão em que a escola formal se encarregasse de ensinar medicina e a escola paralela, sem a presença de um professor formal, se encarregasse de ensinar a ser médico. Promovendo um currículo oculto, resultante de relações interpessoais vividas academicamente, extrapolando o currículo formal, podendo ser um facilitador e também um empecilho ao aprendizado formal, o que pode resultar em uma sobrecarga cognitiva e emocional do(a)s estudantes, pois é importante problematizar os modelos hegemônicos que influenciam valores, interesses, discursos, saberes e práticas ao longo da formação (Santos *et al.*, 2020). Muitos estágios ofereciam experiências de aprendizagem para o estudante como forma de substituição de mão de obra profissional mais dispendiosa (Moura, 2004; Lampert *et al.*, 2019). A profissão de professor de medicina pode amiúde ser desempenhada por um profissional sem carreira acadêmica ou ainda aspirante, um médico residente ou mesmo um monitor (estudante mais graduado, onde há uma forte hierarquia e tradição no meio acadêmico médico). Considerada como uma face reversa da formação médica, essa escola médica paralela se consolida sem o controle institucional da escola médica formal (Moura, 2004).

Criado em 1988, o SUS tem por princípios ideológicos a universalidade, a integralidade e a equidade, além dos princípios organizacionais de descentralização, regionalização e hierarquização.

A universalidade entende a saúde como direito de todos os cidadãos, sem discriminação, tendo o Estado por obrigação, promover atenção à saúde. A integralidade promove a atenção à saúde para além dos meios curativos, envolvendo também os preventivos, nos âmbitos individual e coletivo. Já a equidade garante que todos tenham iguais oportunidades de utilizar o sistema público de saúde. A Constituição Federal afirma que, entre outras responsabilidades, compete ao SUS ordenar a formação de recursos humanos na área de saúde e incrementar em sua área de atuação o desenvolvimento científico e tecnológico (Tempsk, 2009).

O desafio apresentado aos educadores médicos no final do século 20 era formar um profissional para esta nova realidade, de integralidade da atenção, com ações de promoção e prevenção da saúde, com compromisso social e que atenda às demandas de saúde da comunidade, sendo parte integrante do SUS. Mas como formar esse profissional no modelo hegemônico, biologista, cartesiano, com pouca ênfase na prevenção e promoção da saúde e focado na doença e não no ser humano doente e na sua realidade (Tempsk, 2009)?

A década de 1990 foi o momento de reflexão e avaliação do ensino médico no Brasil. Em 1991, institui-se a Comissão Interinstitucional Nacional de Avaliação do Ensino Médico (Cinaem) tendo como objetivo avaliar os recursos humanos, bem como o modelo pedagógico e sua relação com a qualidade da formação médica, o que evidenciou uma imagem objetiva da escola real e daquela ideal para a realidade brasileira (Tempsk, 2009). Instituído em 1994, pelo Ministério da Saúde, o Programa Saúde da Família (PSF) promove mudanças na organização dos serviços de saúde prestados e possibilita a implementação do SUS. Oferecer à população o acesso à saúde implicou, diretamente, no preparo e condicionamento dos profissionais médicos. A partir de então, era necessário que esse profissional tivesse, já na sua graduação, um olhar voltado para a realidade social, agora, baseado no acesso universal e com modelos de atenção que valorizam a integralidade do indivíduo e a busca de uma humanização. Esse modelo se contrapõe ao modelo Flexneriano até então predominante na atenção à saúde — centrado na assistência curativa, hospitalar e superespecializada, sob a ótica de interesses econômicos e corporativos não necessariamente alinhados com as necessidades da população atendida.

Diante da necessidade de mudança no perfil do acadêmico de Medicina, as instituições de ensino superior precisam repensar suas metodologias de ensino. Uma forma de introduzir essa mudança parece ser mediante a implantação de novas arquiteturas curriculares. Para isso, é preciso compreender o currículo para além do seu sentido etimológico, de um percurso que deve ser realizado, e ampliá-lo para uma compreensão da relação entre os saberes essenciais da formação médica e a ação para desenvolvê-la de forma reflexiva e ética.

Formar médicos que atendam a essa nova realidade parece algo que os cursos de graduação experimentam, lentamente, por meio de adaptações curriculares e de novas metodologias de ensino. Os currículos centrados em disciplinas e de cunho hospitalocêntrico, focados no processo patológico, têm cedido espaço ao desenvolvimento de currículos menos estruturados, que percorrem o processo de ensino-aprendizagem com maior autonomia e participação ativa do estudante (Machado, 2018).

Ocorrendo durante a fase de progressão da pandemia de Covid-19, sendo que em 2020 foi imposto o isolamento social, também a estudantes de medicina, a despeito da suspensão das atividades acadêmicas curriculares, os estudantes buscaram novos aprendizados de acordo com suas demandas intelectivas, denotando o desenvolvimento de um currículo informal singularizado (Cruz, 2022).

Muitas atividades extracurriculares se dão em virtude da busca ativa dos estudantes, usualmente nos primeiros anos do curso, instigados por uma compulsão de ver como funciona a verdadeira medicina prática, diferentemente das aulas essencialmente teóricas e laboratoriais, típicas do ciclo básico tradicional (Moura, 2004). Visto que a prática social dos docentes é distinta da prática social médica em geral, há uma fragilidade estrutural no processo educativo médico, dificultando o ensino de conteúdos técnicos desligados da realidade social onde serão empregados. Agravados ainda pelo fato de somente décadas após as reformas oriundas do relatório Flexner, na década de 1960, houve a introdução da Medicina Preventiva e Social no currículo da graduação médica (Lampert, 2009).

O profissionalismo médico é a base do contrato social que legitima a Medicina como profissão, sendo assim importante que seja desenvolvido a partir da interação com bons modelos profissionais. No papel do preceptor de Medicina, um profissional da saúde tem, entre seus atributos, o de acompanhar o estudante enquanto desenvolve sua função assistencial, tornando-se, consequentemente, um modelo na formação do futuro profissional, norteando-o em sua futura atuação profissional (Vilagra, 2022).

Autores como Franco, Cubas e Franco (2014) consideram uma segunda fase, de 1970 a 1990, em que a formação médica busca seu direcionamento de formação de acordo com as necessidades locais de saúde sob uma ótica quantitativa e qualitativa. Busca-se uma formação prática mais robusta e generalista, de modo que a formação ideal seja inicialmente generalista, ao passo que internato seja formatado a fim de se evitar especialização precoce no decorrer da formação. Por último, chegamos ao período que se inicia na década de 1990 até os dias atuais, marcado por uma educação médica fundamentada na formação geral e humanística sobre a saúde da população.

Portanto, no contexto brasileiro, a partir da década de 1970, há uma transformação nos campos da saúde e educação rumo à uma integração do ensino e serviço, o que aproximou as universidades e as instituições de saúde por meio da reorganização do ensino e da assistência à saúde. Essa integração de ensino e serviço se concretiza por meio de um trabalho coletivo, pactuado e integrado entre os estudantes e professores dos cursos de formação na área e os trabalhadores que compõem as equipes dos serviços de saúde, incluindo-se aqui também os gestores, visando uma melhor qualidade de atenção à saúde individual e coletiva, bem como a formação profissional e o desenvolvimento/satisfação dos trabalhadores desses serviços. Nesse contexto histórico, persistem ainda grandes desafios, sobretudo em relação ao compartilhamento de objetivos entre esses dois mundos, já que a integração ensino e serviço não é possível se realizada de forma unilateral, necessitando, para tanto, de articulação política, social e econômica.

Essa década de 1970 também é responsável pelo surgimento de dois grandes movimentos pró-mudança na formação médica: o da Medicina Comunitária, cuja principal estratégia era o estímulo à participação comunitária e aquele da Integração Docente Assistencial (IDA), para dar início a um processo de articulação entre instituições de Educação Médica e serviços de saúde, de modo a se obter a adequação da formação às reais necessidades da população, promovendo uma produção de conhecimento alinhada à formação de recursos humanos (Zarpelon; Terencio; Batista, 2018). Perante a necessidade de a escola médica sair de seus muros para interagir com os serviços e a comunidade e formar o profissional médico adequado para atender às necessidades básicas de saúde, a dimensão educacional da escola médica deve estar diretamente relacionada à sua finalidade (Lampert, 2009).

Com a criação do Sistema Único de Saúde no Brasil (SUS), essa conformação profissional tornou-se incapaz de atender às exigências necessárias, não atendendo às demandas de saúde da população atendida pelo SUS, tendo em vista a inoperante personalidade generalista que esses médicos carregavam consigo devido a sua formação (Meireles, 2019). Concomitantemente a essa situação, emergiu a discrepância entre especialistas e clínicos gerais, com a hegemonia dos primeiros na vida profissional, fazendo que a população dessa preferência ao atendimento especializado, num processo que, ao fim e ao cabo, levou os clínicos gerais a uma situação de subemprego. Outrossim, houve um exponencial crescimento no número de profissionais médicos ao passo que se agravou a escassez de enfermeiros e demais profissionais (Lampert, 2009). A formação médica ainda atrai grande número de alunos em busca de recompensas históricas, de posição social, segurança e prosperidade, pressionando a criação de serviços tradicionais para estudantes que procuram as recompensas tradicionais (Schön, 2000).

A partir da Constituição Brasileira de 1988, a saúde torna-se um direito de todos e dever do Estado por meio do Sistema Único de Saúde (SUS), que, dentre suas atribuições, compete coordenar a formação de recursos humanos na área de saúde, não obstante, em termos práticos, é o Ministério da Educação (ME) que mantém o controle do pessoal da saúde, visto que o papel regulador desse ministério se efetiva até mesmo a partir do controle de um sistema de residência médica e de especialização, sendo importante ressaltar que o setor de educação assumiu, ainda, a responsabilidade pelos Hospitais Universitários (HU). A modo de ilustração, o Ministério da Educação dispõe de mais leitos hospitalares que o próprio setor de saúde. Há uma aproximação entre a formação e a atuação profissional por meio do ordenamento concebido pela gestão do Sistema Único de Saúde (SUS) na formação de recursos humanos para a saúde (Lampert, 2009; Menezes Júnior; Brzezinski, 2018).

Segundo ainda autores como Gonzalez e Almeida (2010), o panorama da saúde pública brasileira sofreu grandes mudanças no decorrer das décadas de 1980 e 1990, concomitante à criação do Sistema do Sistema Único de Saúde (SUS), referenciado na Constituição Federal de 1988 e regulamentado pelas Leis Orgânicas de 1990 que dispõem os princípios democráticos de seu acesso. Isso também repercutiu no modelo de formação profissional, agora baseado no acesso universal e com modelos de atenção que valorizam a integralidade do indivíduo e a busca de uma humanização.

Durante a década de 1990, destaca-se na América Latina a iniciativa da fundação W. K. Kellogg, responsável pela realização do programa denominado "Uma Nova Iniciativa na Formação dos Profissionais de Saúde: União com a Comunidade" (Programa UNI). Esse programa tentava articular a implantação de uma prática pedagógica inovadora na formação de profissionais de saúde pela Universidade, promovendo uma mudança da prática de atenção à saúde no âmbito de seus Serviços Locais por meio da participação social com vistas à promoção da saúde e à melhora da qualidade de vida. Focado no desenvolvimento de melhorias nas relações de seus três componentes, a saber, Universidade, Sistema Local de Saúde e Comunidade, propunha-se a fundamentar e a projetar um novo paradigma educativo em função do indivíduo e da sociedade (Machado; Caldas Jr.; Bortoncello, 1997).

Para Machado, Caldas Jr. e Bortoncello (1997), esse programa da fundação W. K. Kellogg buscava articular a implantação de uma prática pedagógica inovadora na formação de profissionais de saúde pela Universidade, em direção a uma mudança da atenção à saúde local para um novo tipo de participação social com vistas à promoção da saúde e melhora da qualidade de vida.

Desse modo, podemos determinar o encontro destas três gerações de reformas na Educação Médica atual. Inicialmente, houve uma mudança paradigmática desencadeada a partir da publicação do Relatório Flexner, onde se consolida a formação em ambientes hospitalares com cenários privilegiados para o exercício da prática médica; seguida de uma segunda reforma que introduziu inovações pedagógicas, tais como o *Problem-Based Learning* (PBL), contemplando as metodologias ativas e o trabalho em pequenos grupos. Nesse ínterim, as faculdades de Medicina foram estimuladas a romper com estruturas hierarquizadas e modelos tradicionais de ensino para adotarem metodologias de ensino e aprendizagem centradas na aprendizagem do aluno.

A PBL surgiu no final da década de 1960, na Faculdade de Medicina da Universidade de McMaster, no Canadá. Essa estratégia de estruturação curricular foi criada com o intuito de superar a defasagem entre os anos iniciais do curso, caracterizados por uma formação dominantemente teórica, e o início da prática médica de seus acadêmicos. A construção curricular por PBL permitiu que se estabelecesse uma relação de prática-teoria-prática como processo de formação dos médicos dessa universidade (Lopes, 2011).

A metodologia PBL no contexto da educação Médica, mostra-se como tentativa de responder à mudança necessária da formação, buscando mudanças no formato de aula expositiva utilizado até então, foi adotada inicialmente no Brasil a partir da década de 1990. Outra metodologia é o estudo de caso, que também é um método centrado na solução de um problema, e sua diferença quanto à PBL, de maneira simplista, é o momento em que o estudante é apresentado ao problema e tem acesso aos conceitos envolvidos em cada caso (Wagner, 2022).

Assim, para a aplicação do processo do PBL, inicia-se a atividade com a apresentação de uma situação-problema aos estudantes, sem qualquer instrução prévia acerca de informações relacionadas à sua solução, tendo como finalidade instigar a necessidade de estudar determinados conteúdos. A seguir, os estudantes trabalham em pequenos grupos para analisar o problema e determinar quais questões se apresentam e quais informações são necessárias para solucioná-lo. Uma vez identificadas as questões de aprendizagem, os estudantes realizam um estudo autônomo antes de retornar ao grupo para compartilhar suas descobertas e aplicá-las na resolução do problema proposto. O ciclo encerra-se com uma atividade reflexiva, de modo que os estudantes avaliem tanto a si próprios como também a seus pares no que se refere à construção de conhecimentos e à aquisição de habilidades (Sousa, 2018).

O PBL é uma metodologia que visa integrar várias disciplinas na busca de soluções de questões práticas (*Problem solving mode*) de uma pessoa ou sociedade. O PBL objetiva a educação em saúde, subdividindo-se em três focos: aquisição de um corpo integrado de conhecimentos; aplicação de habilidades em solução de problemas; e, por fim, o desenvolvimento do raciocínio clínico. O professor atua como facilitador, ao passo que o estudante realiza uma busca ativa de informações e habilidades (Sousa, 2018). Os alunos aprendem a partir da prática, os professores assumem o papel de orientadores, ensejando uma transição gradual para a convergência de significado mediada por diálogo distinto entre estudante e professor na descrição da prática (Schön, 2000).

Podemos entender que as metodologias ativas se baseiam em diferentes formas de desenvolver o processo de aprender, do qual os estudantes participam utilizando experiências reais ou simuladas, visando criar condições para solucionar os desafios advindos das atividades essenciais da prática social em diferentes contextos (Lampert, 2009). Como exemplo, para tais práticas dessa metodologia, podemos citar a realização de estudos de casos e a Aprendizagem Baseada em Problema (ABP) ou PBL (*Problem Based Learning*) (Machado; Wuo; Heinzle, 2018).

Definido como um processo de autoaprendizagem em um contexto colaborativo, a *Problem Based Learning* (PBL) ou Aprendizagem Baseada em Problemas (APB) tem como premissa básica o uso de problemas da vida real para estimular o desenvolvimento conceitual, procedimental e atitudinal do discente, tendo como objetivo desenvolver habilidades cognitivas para resolver problemas relativos e temas específicos do ensino da profissão. Os acadêmicos levantam questões a partir de problemas da vida real, que são geralmente apresentados como casos clínicos contextualizados, elaborados pelos docentes ou até pelos próprios acadêmicos.

O elenco de diversas situações problemas serve como desencadeamento de busca e estudo dos conceitos, desafiando o acadêmico como sujeito ativo do seu processo de aprendizagem, no que difere do modelo tradicional.

Portanto, a organização curricular se dá a partir de problemas reais e não por disciplinas, integrando as ciências básicas com todas as áreas clínicas (Andrade, 2012).

No Brasil, a inclusão de novos modelos curriculares se inicia na década de 1990, mais precisamente na Faculdade de Medicina de Marília (SP) (Famema) e na Universidade Estadual de Londrina (PR) (UEL), com a implementação da PBL. Nesse modelo curricular, o movimento de incorporação de questões cotidianas, sem que estejam atreladas a disciplinas, transforma o aluno em ator principal no processo de aprendizagem, deslocando a aula do domínio docente para o discente. Transformado no centro construtor do conhecimento, o aluno, agora protagonista do processo, responsabiliza-se pela busca de respostas, pela formulação de hipóteses e consequente produção e absorção de conteúdo (Machado; Wuo; Heinzle, 2018).

Deixar a perspectiva do mestre, transmissor de conhecimento, e assumir o papel de facilitador do processo de aprender é uma das características necessárias ao docente que atua no modelo PBL. Ao atuar na orientação científica dos alunos, o professor assume uma posição muito mais de cooperação que de detentor da verdade.

Com o propósito de estimular os estudantes para a participação ativa no processo de ensino-aprendizagem, e redefinindo o papel do docente como mediador, os cursos de graduação passaram a adotar metodologias ativas no processo ensino-aprendizagem (Machado; Wuo; Heinzle, 2018). Com tendência, cada vez maior, de diminuição de propostas curriculares disciplinares (currículo linear disciplinar) e uma crescente implantação de currículos integrados com proposições de metodologias ativas (currículo Integrado Modular).

Abordagens curriculares que propõem metodologias ativas se fundamentam nos princípios da aprendizagem ativa e significativa. Entre eles: (a) a resolução de problemas por meio da articulação entre os campos profissional e acadêmico; (b) o desenvolvimento de conhecimentos transversais por meio da atuação em equipes; (c) a complexidade dos conhecimentos, em atividade dos conhecimentos, em atividades pautadas na multidisciplinaridade (Machado; Wuo; Heinzle, 2018).

A educação médica brasileira adapta-se, conforme o tempo, às necessidades socialmente elaboradas, culminando, atualmente, com o desejo de um profissional ético, reflexivo e humanista. A inserção do médico em Programas de Saúde da Família vinculados ao Sistema Único de Saúde (SUS) e, de forma crescente, as equipes multidisciplinares, exigem que os profissionais estejam vinculados à realidade social que os cerca, corroborando o anseio por um profissional diferenciado (Oliveira *et al.*, 2008).

A relação entre os docentes também se encontra modificada nesse modelo curricular. Os professores, por não trabalharem com planos de ensino estruturados em disciplinas, partilham, além de saberes e conhecimentos, o convívio e a experiência. A participação longitudinal na formação acadêmica permite ao docente uma visão da totalidade do curso, assim, como da formação do acadêmico (Machado; Wuo; Heinzle, 2018).

As instituições de ensino adquirem papel fundamental na sustentação de qualquer modelo curricular inovador implantado. No currículo em questão, é mister que os docentes se dediquem de forma integral à instituição e que sejam preparados para atuar de forma participativa na formação acadêmica. Nas metodologias ativas, a estrutura física de salas de aula, laboratórios e espaços de convívio deve atender às necessidades de integração que o modelo exige. Diante de tantas premissas, é evidente que a implantação dessa arquitetura curricular não se dá de forma abrupta e sem amplo planejamento das instituições de ensino superior (Machado; Wuo; Heinzle, 2018).

Ao longo dos anos, os currículos integrados e as metodologias ativas apresentam-se como alternativa aos currículos tradicionais, respondendo às expectativas criadas em torno da formação médica, embasadas pelas políticas públicas nacionais e internacionais. No entanto, após mais de 20 anos do início da implantação de novas arquiteturas curriculares e metodologias ativas nas escolas médicas brasileiras, é necessário avaliar os resultados desses profissionais formados. Não se encontram trabalhos científicos acerca da PBL com evidências de que, apesar de utilizada por grande parte das escolas médicas no mundo, a PBL figure como agente transformador dos profissionais médicos. No Brasil, são escassos os estudos nesse sentido, ficando a comparação entre o currículo tradicional e o currículo integrado com proposições de metodologias ativas com pouco embasamento científico de se chegar a uma conclusão sobre a efetividade destes como agentes de transformação na formação acadêmica dos estudantes de Medicina.

Por último, uma terceira geração de mudanças ganha força nos sistemas educacionais a partir do conceito de *"social accountability"*, termo ainda novo que se refere ao compromisso de prestação de contas, de uma relação que se inicia no acolhimento das preocupações sociossanitárias das comunidades, regiões ou nações para o direcionamento das atividades de ensino, pesquisa e serviço da Medicina. O projeto educacional baseado na comunidade considera o envolvimento de estudantes e sua presença no atendimento da população durante sua experiência educativa como componente-chave de sua formação humanística (Ferreira *et al.*, 2019).

As últimas reformas dos setores de saúde contemporâneas são demarcadas em dois momentos distintos. Inicialmente pela democratização do país com a proposta da universalização dos serviços de saúde e, num segundo momento, pelas medidas de racionalização e contenção de gastos devido à elevação progressiva dos custos de serviços. Surge a necessidade de adequação quantitativa e qualitativa da formação e capacitação técnica e gerencial para satisfazer as novas realidades dos serviços; não obstante, emerge nesse processo uma série de resistências e dificuldades de mudança no aparelho formador, em especial nas escolas médicas.

As necessidades sociais de saúde teriam que moldar a organização dos serviços, o que idealmente determinaria o processo educativo dirigido à formação de recursos humanos para prestar o serviço de saúde, uma vez que a prática médica deve se ater à transformação histórica dos meios econômicos e sociais, tal como ocorre com os demais componentes sociais, sendo necessária a reflexão sobre as tendências socioeconômicas dominantes no seu contexto contemporâneo. Contrariamente, há o risco de se produzir uma medicina socialmente segmentada que não atende às necessidades de atenção básica, de modo a reproduzir e contribuir para a desigualdade e o retrocesso da saúde como direito social. Concomitantemente, os serviços que visam ao atendimento da população com maior poder aquisitivo apresentam uma qualidade comparável aos melhores serviços mundiais, ao passo que serviços públicos, via de regra, são mal estruturados e com recursos escassos, situação que acaba impactando diretamente a docência da medicina, visto que os professores são comumente os profissionais de maior êxito profissional em um mundo privado totalmente desconectado da realidade que o estudante de medicina terá de encarar no início de sua carreira. Portanto, a ciência a que o estudante tem acesso na escola torna-se inaplicável em sua realidade profissional de atendimento (Lampert, 2009; Batista *et al.*, 2015).

Ferreira e colaboradores (2019) chamam a atenção para o fato de que as iniciativas propostas na forma de documentos e legislação vêm contribuindo significativamente para fomentar a reflexão sobre a formação de profissionais da saúde. Nesse sentido, o autor sintetiza, na Figura 2, as ações realizadas no Brasil nas últimas três décadas.

Figura 2 – Marcos históricos de Políticas Públicas para a formação médica

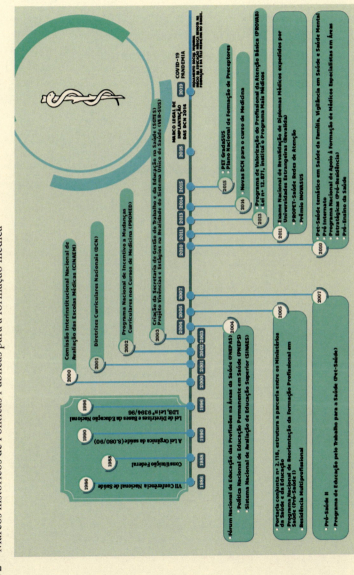

Fonte: o autor, baseado em Ferreira e colaboradores (2019)

Assim, para a perspectiva Educacional da Medicina Brasileira, o século 20 caracterizou-se por dois grandes movimentos: a importante expansão do número de escolas médicas, e o surgimento de várias experiências voltadas à integração ensino e serviço que, posteriormente, constituíram as bases para as atuais políticas de reorientação da formação (Zarpelon; Terencio; Batista, 2018).

Figura 3 – Marcos Referenciais Históricos da formação médica por década, centrados no Brasil

DÉCADAS DE 1910 ATÉ 1950
Relatório Flexner 1910
Congresso Nacional de Práticos /RJ 1922

DÉCADAS DE 1960
Fundação da Associação Brasileira de Educação Médica ABEM 1962
Reforma Universitária - Lei 5.540 1968
Currículo Mínimo MEC 1969

DÉCADAS DE 1970
ABEM - Seminário Nacional : Formação do Médico de Família 1973
Informe Lalonde Canadá 1974
Criação da Residência Médica me Medicina Geral e Comunitária 1976
Declaração de Alma Ata 1978
ABEM Seminário Nacional de Formação do Médico Generalista 1978
Criação da OMS /OPS 1979

DÉCADAS DE 1980
ABEM - Seminário Nacional : Preparação do Médico Geral 1984
Carta de Otawa - Canadá : Promoção da Saúde 1986
Promulgação da Constituição Brasileira : Saúde , direito de todos / SUS 1988

DÉCADAS DE 1990
ABEM - Fenapen - Projeto EMA 1990
ABEM - CFM - Cinaem 1991
Programa de Saúde da Família - MS / PSF 1992
Avaliação das Escolas Médicas Cinaem 1997
Avaliação das Escolas Médicas MEC 1999

DÉCADAS DE 2000
Diretrizes Curriculares Nacionais DCN 2001

DÉCADAS DE 2013
Programa Mais Médicos 2013
Diretrizes Curriculares Nacionais DCN 2014

Fonte: os autores

A EDUCAÇÃO MÉDICA A PARTIR DAS DIRETRIZES CURRICULARES NACIONAIS (DCN)

Passamos a analisar a formação médica agora sob a ótica da promulgação e aplicação das Diretrizes Curriculares Nacionais (DCN) na formação em Medicina, inicialmente propostas em 2001 e posteriormente renovadas em 2014 As DCN referem-se a um conjunto de direcionamentos para a graduação em Medicina no Brasil responsável pela definição dos princípios, fundamentos, condições e procedimentos da formação de médicos em âmbito federal. As políticas de formação de recursos humanos em medicina estão relacionadas às políticas de saúde e integradas às políticas de educação, emprego e salário, extrapolando a governabilidade do setor da saúde dentro do contexto também social.

Tais diretrizes visam promover uma formação profissional adequada à situação contemporânea, não se articulando com a formação tradicional de apenas transmitir conhecimento, pois visam desenvolver no estudante a capacidade de resolver situações e problemas (Lampert *et al.*, 2019). Ainda nessa perspectiva de ruptura, Franco, Cubas e Franco (2014) afirmam que a Educação Médica vem recebendo críticas na dimensão educacional referentes à metodologia de ensino e aos conteúdos de maneira geral, sendo isso verificado em diversas instituições. Esse contexto revela uma incongruência entre a formação profissional e as necessidades de saúde, intimamente relacionada a um processo histórico de elaboração de currículos descontextualizados, fragmentados e excessivamente focalizados na técnica (Ferreira *et al.*, 2019).

A resolução n° 8/69 determinou os limites de duração do curso de medicina, bem como o núcleo de matérias consideradas indispensáveis para a adequada formação profissional e a integração entre elas, representando um marco para a adequação profissional. No ciclo básico, a resolução indicava noções de biologia, ciências fisiológicas e morfológicas, estudo de agentes patogênicos animados, imunologia e processos patológicos gerais. A seguir, no ciclo dito profissional, preconiza um ensino dos fundamentos da relação médico-paciente, anamnese, semiologia e métodos complementares, aspectos clínicos, cirúrgicos e anatomopatológicos das doenças em adultos e crianças. Contempla, ainda, o ensino das doenças infecto--parasitárias, da saúde da criança, da mulher, da saúde mental, e da saúde coletiva, incluindo o ensino das bases técnicas de cirúrgica e anestésica em plena observância dos aspectos legais e éticos do exercício da medicina. Dentro de uma carga horária de 4500 horas de formação, complementada por estágio sob supervisão não inferior a dois semestres, estabelece no mínimo de cinco a nove anos de duração (Lampert, 2009).

Durante os atuais seis anos de duração da graduação em medicina, as escolas médicas formam o profissional com um perfil que engloba simultaneamente conhecimentos, habilidades e atitudes para o seu ingresso no mundo do trabalho, atendendo às demandas das necessidades básicas de saúde da população de forma competente e articulada. Há também grandes variações em eixos distintos, podendo ser pública ou privada, de vocação institucional, de alta tecnologia, de investigação ou comunitária; varia, ainda, segundo sua localização, em pequenas cidades ou metrópoles, levando à heterogeneidade entre as instituições, reproduzida em seu interior. A mudança do paradigma Flexneriano, a despeito de diversas iniciativas, ainda está distante de se concretizar em uma estrutura do mundo do trabalho predominantemente voltada às especialidades com atendimentos compartimentalizados (Lampert, 2009).

Em resposta à crescente crítica ao modelo de Educação Médica praticado no Brasil até então, as primeiras Diretrizes Curriculares Nacionais para a área foram promulgadas em 2001. A proposta desse documento era de servir como um guia para a composição curricular das escolas médicas, com indicadores de habilidades comuns a todos os cursos da área de saúde e habilidades específicas para a graduação em Medicina, representando uma revolução na educação em saúde. Entretanto as DCN de 2001 eram insuficientes quanto às transformações relativas ao ambiente de atuação do SUS. Embora preconizassem a interdisciplinaridade necessária à uma visão integral no cuidado do paciente, subsistia ainda a formação de médicos pouco integrados à prática clínica e pouco envolvidos na visão histórico-social e humanística necessária à abordagem da saúde da população brasileira (Meireles, 2019).

O processo em busca de uma formação dentro dos moldes da integralidade levou o Conselho Nacional de Saúde/Centro de Ensino Superior a propor aos cursos de Medicina um currículo baseado em competências e a estabelecer novas diretrizes curriculares, por orientação do Ministério da Educação e Cultura (MEC) (BRASIL, 2001). Para Maria Inês Nogueira (2009), a formação médica ainda se encontrava estruturada a partir de um modelo tecnocientífico, sendo à Educação Médica atribuída uma forte crítica recorrente em todo o mundo. No caso brasileiro, tornou-se objeto de análise e debates pelos profissionais da área e pela sociedade em geral. Havendo, em certo sentido, um consenso quanto à necessidade de reformulação dos aspectos necessários à formação médica com o objetivo de atingir as demandas assistenciais atuais. Esse posicionamento foi sustentado por autores que consideravam que o processo educativo brasileiro no ensino superior em saúde ainda apresentava fortes influências da concepção Flexneriana e da fragmentação dos conhecimentos durante os processos de ensino e aprendizagem (Almeida Filho, 2010).

No período compreendido entre 1969 e 2001, as escolas médicas achavam-se obrigadas a cumprir um currículo mínimo, objetivando promover o ensino básico que todo profissional necessitava para o adequado exercício de sua função, o que propiciou a constituição de nichos e interesses específicos das disciplinas e departamentos constituídos no seio da instituição, culminando numa visão bastante fragmentada do curso. Por conseguinte, dentre os maiores desafios que as diretrizes posteriores impuseram às escolas médicas dentro do processo transformador, estava a construção coletiva de um processo pedagógico agora centrado no aluno como sujeito de aprendizagem tendo o professor como facilitador do processo de aprendizagem. O problema enfrentado na graduação médica criou um vácuo entre as disciplinas; deriva desse processo um natural distanciamento entre a graduação e a residência (especialização) que, em tese, seria esta uma última sequência da formação profissional; não raro, esses problemas são pouco coerentes com a lógica sequencial da formação médica profissional perante as necessidades de saúde da população. As diretrizes pontuam que o profissional médico deve possuir uma formação generalista, humanista, crítica e reflexiva, estando capacitado a atuar pautado na ética das ações de promoção, prevenção, recuperação e reabilitação em saúde (Lampert, 2009).

Uma adequação curricular das universidades e faculdades de Medicina, orientada à uma formação que permita uma compreensão ampla da saúde com uma visão social, em busca do cuidado integral e não fragmentado do indivíduo emerge como o único caminho possível para satisfazer a proposta de uma formação do profissional médico capaz também de melhorar os contextos sociais por meio de uma gestão responsável e do uso eficiente dos recursos, não se restringindo apenas à solução problemas. Não obstante, há ainda uma enorme influência do mercado de trabalho focado na competição por espaço de atuação em um mundo globalizado, e a universidade não está imune a ela. Nesse contexto, devemos considerar também o contraponto de que os elementos do mundo do trabalho, bem como de ensino e de aprendizagem, estarão fortemente associados ao conceito de competência na formação do profissional, entendidos, de acordo com Perrenoud e colaboradores (2002), como a capacidade de mobilizar ações para desenvolver conhecimentos, habilidades e atitudes (Lampert *et al.*, 2019; Batista, 2015; Brasil, 2014).

Assim, o objetivo almejado pelas mudanças desencadeadas a partir das novas diretrizes curriculares indica que a formação médica deve garantir a interação entre profissionais de saúde, usuários, estudantes e professores de maneira mais humana e integralizada, não permitindo uma fragmentação do indivíduo ou retirando-o de seu contexto e da realidade em que a atuação profissional se desenvolve (Brasil, 2014).

Como demonstra Candido e Batista (2019), a aplicação das DCN 2014 no contexto do Sistema Único de Saúde (SUS) se mostra como um importante norteador do processo de humanização e de entendimento integral da abordagem profissional, a fim de formar um profissional com capacidade para atuar em conformidade com o sistema de saúde vigente, fortalecendo e perpetuando seus princípios segundo as necessidades do cidadão, da família e da comunidade. De acordo com esses mesmos autores, ainda não se vê um avanço significativo no funcionamento dos cursos de graduação em todas as instituições.

O eixo de maior evidência é o de promoção da saúde, talhado pelos conceitos atuais de saúde, postulando os conceitos da saúde não apenas como uma condição orgânica dos indivíduos, mas construída por determinações sociais (Kussakawa; Antonio, 2017).

As diretrizes delineiam, portanto, as competências necessárias ao médico ao concluir sua graduação, de modo que esteja capacitado para o adequado atendimento das necessidades básicas em saúde, a exemplo da atuação no Programa de Saúde da Família (PSF), responsável pela expansão do mundo de trabalho no setor público, assim como as propostas indutoras para a ressignificação de uma nova missão social das escolas médicas na formação de recursos humanos. Outrossim, as diretrizes prescrevem uma formação que contemple a formação para atendimento em equipe de saúde da família, bem como a percepção da necessidade de um trabalho referenciado por vários profissionais de saúde (Lampert, 2009).

As Diretrizes contemplam os seguintes itens:

a. Perfil do egresso;
b. Competências/habilidades/atitudes;
c. Habilitações e ênfases;
d. Conteúdos curriculares;
e. Organização do curso;
f. Estágios e atividades complementares;
g. Acompanhamento e avaliação.

As DCN de 2001, responsáveis por moldar o perfil curricular nas escolas de medicina no país, foram consequência de muitos anos de discussão ao longo da década de 90, construídas a partir de um processo democrático que perdurou por cerca de 10 anos e após longas e intensas pesquisas e discussões educacionais (Brasil, 2001).

Com a homologação pelo Ministério da Educação das diretrizes curriculares em graduação da medicina, por meio da Resolução número 4, de 7 de novembro de 2001, ela configura-se como o resultado de um longo período de discussões entre as mais diversas entidades, tais como a Associação Brasileira de Educação Médica (Abem), Rede Unida e a Comissão Interinstitucional Nacional da Avaliação do Ensino Médico (Cinaem). Importante salientar que as reuniões desses órgãos para a apresentação de propostas das novas diretrizes ocorriam desde dezembro de 1997. Elas representam um avanço de abrangência política e social contextualizada nas necessidades de saúde da população brasileira, o que reforça a maturidade institucional das escolas médicas para a sua implementação; em contraponto à necessidade de flexibilização a fim de se respeitar as singularidades de cada instituição, amparando e legitimando o espaço necessário para executar as reformas necessárias à delineação do perfil profissional do médico, ao concluir sua graduação, o profissional deverá apresentar uma formação geral, humanista, crítica e reflexiva com competências e habilidades gerais, além daquelas específicas. Para tanto, deve ser estabelecida na estrutura do curso de formação médica uma integração entre ensino e serviço que vincule à formação médico-acadêmica as necessidades sociais da saúde com ênfase no SUS (Lampert, 2009).

Embora contenha fragilidades em diversos pontos importantes para uma formação médica — sobretudo os princípios básicos do SUS —, as DCN de 2001 apresentavam muitos avanços e promoveram a quebra de uma forma torta: o modelo biomédico — que vê o homem como máquina e desconsidera aspectos psicossociais (BRASIL, 2001). Desse modo, as diretrizes passam a delinear as competências necessárias para o médico ao fim de sua graduação, a fim de assegurar a prestação de um atendimento adequado das necessidades básicas de saúde. Outrossim, essa proposta introduz uma nova visão sobre a missão social das escolas médicas na formação de recursos humanos. Ela dá respaldo ao ideal da formação de um médico geral, com competência para Clínica Geral, Psiquiatria, Pediatria, Tocoginecologia, Traumatologia, Pequenas Cirurgias e Emergências de forma não especializada (Lampert, 2009). Sua publicação pode ser destacada como um marco, demonstrando a preocupação com uma formação médica generalista, humanista, crítica e reflexiva. Trazendo, ainda, uma orientação curricular com competências divididas em seis temáticas: atenção à saúde; tomada de decisões; comunicação; liderança; administração e gerenciamento; e educação permanente (Ferreira et al., 2019).

Posteriormente, em 2013, o governo brasileiro lançou o Programa Mais Médicos por meio da Lei 12.871, com diretrizes que também reorientam a educação médica na graduação e pós-graduação, apresentando dentro de seus objetivos o estabelecimento de novos parâmetros para a formação médica no país, e prevendo na própria lei as novas diretrizes curriculares lançadas em 2014 (Ferreira et al., 2019).

De acordo com as disposições legais do Programa Mais Médicos, as DCN seriam reformuladas, com sua adoção e cumprimento por todas as escolas, obrigatoriamente, a partir do ano de 2018, data de início de sua vigência, objetivando assim as necessidades reais do estudante, do profissional médico e, principalmente, da população brasileira. A partir dessa iniciativa, a construção de novas diretrizes curriculares para os cursos de Medicina teria o Conselho Nacional de Educação (CNE) como principal promotor dessa mudança (BRASIL, 2014).

Nas DCN 2014, a competência é compreendida como a capacidade de mobilizar ações, o desenvolvimento de conhecimentos, habilidades e atitudes para a utilização de recursos disponíveis de modo a promover ações e iniciativas para solucionar os desafios que se apresentam na prática profissional em diferentes contextos do trabalho em saúde, mas tendo como prioridade os cenários do

SUS. Tais competências deverão ser desenvolvidas pelos estudantes ao longo da graduação, por meio de práticas oportunas e adequadas (Batista *et al.*, 2015).

Para Bursztyn (2015), o texto das DCN 2014 altera de maneira importante aquele de 2001, visto que promoveu mudanças importantes no perfil do egresso do curso de medicina e aumentou a ênfase na saúde coletiva. Embora as estruturas fragmentadas ainda sejam identificadas nas DCN 2014, elas estabelecem um paralelismo entre a clínica e a saúde coletiva. No rol das diretrizes, as competências almejadas na graduação médica em atenção às necessidades individuais são demonstradas com clareza, porém, quando se referem às necessidades de saúde coletiva e de gestão, ainda dão margem a interpretações variadas. Sendo temerários o reducionismo e confusão entre saúde coletiva e atenção primária, cria-se o desafio de desenvolver caminhos para oferecer o ensino de saúde coletiva e abordar seus diferentes conteúdos de forma didática e com sentido para os alunos. Ainda segundo a autora, as DCN 2014 representam um esforço rumo à evolução e ao aperfeiçoamento das DCN 2001. Contudo a análise textual de ambas demonstra a necessidade de uma análise cuidadosa, uma vez que a dimensão do texto cresceu consideravelmente, bem como o número de artigos e sua estrutura. As DCN de 2001 são mais concisas, desenvolvidas ao longo de cinco páginas, e contêm ao todo 14 artigos e sete parágrafos. Já o texto de 2014 apresenta um formato expandido e mais segmentado, tendo 18 páginas, com 41 artigos e 16 parágrafos, distribuídos em três capítulos, seis seções e seis subseções. Elas objetivam detalhar de tal modo a Educação Médica nas DCN 2014 para suprir, pela própria aplicação das diretrizes curriculares, as deficiências de gestão presentes nas escolas médicas.

Lopes, Bicudo e Zanolli (2017), por sua vez, entendem que, com as Diretrizes Curriculares propostas para o Curso de Graduação em Medicina (Brasil, 2014), o perfil esperado do profissional de saúde inclui o compromisso com a universalidade, a equidade e a integralidade do cuidado, garantindo o equilíbrio entre a excelência técnica e a relevância social. Os quatro princípios estão em consonância com os enunciados pela Organização Mundial da Saúde, devendo as escolas médicas assumir o compromisso e sua responsabilidade social para responder, da melhor forma possível, às necessidades prioritárias de saúde dos cidadãos.

No campo, de enfrentamento da problemática de melhor atender e otimizar a acessibilidade de populações historicamente fragilizada, a educação médica deve se pautar por princípios universalistas e igualitários, para que o saber-fazer médico ante as determinações históricas, sociais e loco regionais de saúde. A fim compreender a medicina nesse panorama, é necessária a produção de conhecimento, desde a construção de projetos pedagógicos e currículos de graduação, que privilegie a equidade em saúde, abrangendo, sobretudo, o cuidado destinado às minorias sociais. Nesse contexto, apresenta avanços com a Política Nacional de Saúde Integral da População Negra (PNSIPN), que reúne grandes esforços quanto à seguridade de direitos e operacionaliza estratégias de cuidado e gestão no âmbito do Sistema Único de Saúde (SUS); com as Diretrizes Curriculares Nacionais (DCN) do curso de Medicina, decretadas em 2014, apresentando em seus objetivos, a formação de profissionais que possam considerar as dimensões da diversidade biológica, subjetiva, étnico-racial, de gênero, orientação sexual, socioeconômica, política, ambiental, cultural e ética (Cabral *et al.*, 2022).

A partir de recomendações do Programa Mais Médicos para adequação da formação médica ao perfil técnico e social necessário para suprir as demandas da saúde pública brasileira, surge também a necessidade de adequação da DCN a essa norma legal, levando ao movimento de elaboração das novas diretrizes contemplando a revisão e atualização dos currículos de formação em Medicina. Tais recomendações visam satisfazer o compromisso da formação médica sintonizada à consolidação do SUS, interligando assim o tripé ensino, pesquisa e extensão. Elas evidenciam, ainda, a concepção de um currículo médico ancorado nas competências, com a utilização de recursos, apreensão de conhecimentos e habilidades, bem como atitudes para uma atuação adequada ao contexto de trabalho na saúde (Batista *et al.*, 2015).

O Programa Mais Médicos, instituído por meio de Medida Provisória, é uma política pública do governo brasileiro que tem como objetivo suprir a falta de recurso humano médico no SUS, sobretudo nas regiões mais vulneráveis do Brasil, e amparar a saúde no âmbito da Atenção Básica, tentando viabilizar a garantia mínima de pelo menos um profissional médico em cada município do Brasil, bem como ampliar a cobertura médica. Contempla, ainda, um dos principais eixos estruturantes de atuação do Mais Médicos, ou seja, o da Formação Médica, com a intensa abertura de novas vagas e criação de novos cursos de graduação em medicina, sob a alegação de que o programa proporcionará a ampliação sustentável do alcance e da qualidade da Atenção Básica no Brasil com foco nos municípios do interior que ainda não possuem faculdade de Medicina (Brasil, 2017).

Os processos de integração entre ensino e serviço na formação do médico brasileiro — traduzidos nas Diretrizes Curriculares Nacionais para a Graduação em Medicina de 2014 — tornaram-se obrigatórios a todas as escolas (Zarpelon; Terencio; Batista, 2018).

Com a publicação em 2014 das novas DCN, há uma reformulação com uma série de recomendações às quais as instituições superiores devem se adequar e seguir. Outrossim, consideram aspectos socioculturais, humanísticos e biológicos do ser humano com uma visão interdisciplinar e multiprofissional ao longo dos anos da formação médica. As propostas das novas DCN enfatizam a preocupação em formar médicos generalistas efetivos na abordagem ao paciente da atenção básica e da urgência/emergência, e que sejam resolutivos na promoção e redução dos riscos em saúde da população atendida, prevendo a formação de um profissional Médico com habilidades gerais, capacitado para atuar em todos os níveis de atenção em saúde, bem como praticar ações de promoção, prevenção e reabilitação em saúde, respeitando sempre o direito do paciente à cidadania e à dignidade humana (Meireles; Fernandes; Silva, 2019). O conteúdo das diretrizes, mais além de seu simples conhecimento, precisa ser adotado no interior de cada escola com a devida responsabilidade social e o compromisso com a defesa da cidadania, dignidade humana e saúde integral da população, sendo definido pela nova regra que a formação médica deverá (Lampert, 2009):

- Ser orientada para as necessidades de saúde dos indivíduos e da sociedade;

- Promover a utilização de metodologias ativas que privilegiem a participação do aluno na construção do conhecimento e a integração dos conteúdos de ensino, pesquisa, extensão e assistência;

- Estimular a integração entre as diversas disciplinas aprendendo e atuando em conjunto com equipes multiprofissionais;

- Interagir com as ciências sociais com discussões em temas fundamentais para a formação ética do estudante, demonstrando a importância da segurança do paciente e a diversidade na garantia de direitos sociais, debatendo importantes questões de gênero, etnia, entre outras condições;

- Promover a inserção do aluno na rede de serviços de saúde desde o início de usa formação profissional estendendo-se a todo o curso, proporcionando assim que o estudante tenha a oportunidade de lidar com problemas reais de sua atuação futura para assumir as responsabilidades gradualmente;

- Promover adequadamente o ensino da atenção básica organizado e coordenado pela área de Medicina de Família e Comunidade, para assim fortalecer determinadas áreas, tais como a atenção às urgências e a saúde mental.

Para o sucesso na obtenção de um médico apto às novas demandas de trabalho em saúde, as DCN 2014 determinam como etapa da graduação um estágio obrigatório em serviço de Internato Médico, sendo a proporção de 30% desenvolvido em Atenção Básica e em serviços de Urgência e Emergência no SUS, e os demais 70% destinados à Clínica Médica, Cirurgia, Ginecologia e Obstetrícia, Pediatria, Saúde Coletiva e Saúde Mental. O tempo mínimo para o internato é de dois anos, com acompanhamento acadêmico e técnico (Batista *et al.*, 2015).

As novas Diretrizes Curriculares Nacionais (DCN) de 2014 buscam promover a reestruturação e a adequação dos currículos médicos, de modo a realizar uma análise crítico-reflexiva da reestruturação da matriz curricular para uma proposição curricular que valorize a vida e seja capaz de transpor o paradigma biomédico incorporando outras dimensões no cuidado em Saúde. Objetivando o fortalecimento de uma matriz curricular retroalimentada pelas demandas sociais, a Atenção Primária constitui um marco preferencial para a formação médica. Contemplam ainda o estabelecimento de relações de longitudinalidade e transversalidade entre as áreas de competência e os componentes curriculares ofertados, a fim de fomentar a compreensão das determinantes e consequentes relações das doenças com os modos de vida das comunidades atendidas pelo futuro profissional (Ferreira et al., 2019). A formação médica está assentada em três pilares: atenção à saúde, gestão em saúde e educação em saúde (Souza, 2020).

As DCN 2014 também promovem mudanças estruturais na educação médica, por meio de avaliações progressivas para os estudantes do 2º, 4º e 6º anos, bem como se articulam com o aperfeiçoamento do Sistema Nacional de Avaliação da Educação Superior (Sinaes) para os cursos de graduação em Medicina; programas de desenvolvimento e aperfeiçoamento docente no interior dos cursos de Medicina, promovendo também medidas de valorização da atividade docente; determinando a importância da criação de programas permanentes de formação de profissionais dos serviços de saúde, constituindo campos de prática e aprendizado, bem como novos instrumentos para promoção bem como garantia de uma integração no ensino e serviço com mais segurança, e também com qualidade; para por fim, articular as mudanças da graduação às alterações na Residência Médica (Brasil, 2014).

Ao se promover comparações entre as diretrizes de 2001 e 2014 considerando os aspectos de ambas as diretrizes, as DCN 2014 reafirmam o compromisso já apontado pelas Diretrizes de 2001, ou seja, a necessidade de um currículo médico coadunado com o SUS e com as demandas da sociedade (Batista et al., 2015).

O número de escolas médicas apresentou um importante crescimento nos últimos anos. Os cursos estão distribuídos nas unidades federativas brasileiras, com maior e menor concentração de vagas e escolas médicas nas regiões Sudeste e Norte, respectivamente. Demonstrando que o ensino da Medicina no Brasil vem passando por importante processo de expansão, mal distribuído pelo país, e apresenta indicadores de qualidade mínimos para manutenção do seu funcionamento (Santos *et al*., 2021).

Também como um reflexo desse fenômeno, é a discussão sobre a introdução de um exame de licenciamento para avaliar a aptidão dos graduandos a exercer a profissão. Assim, deixaria de ser suficiente completar a graduação em uma das instituições para o exercício profissional (Bica; Kornis, 2020). Sendo uma tendência global de mais e mais países passarem a adotar um exame de licenciamento médico, sob a justificativa da dificuldade de garantir qualidade da formação em cenários de crescimento dos cursos (Troncon, 2020).

Por promover grande influência local, podemos citar que na América do Norte, o curso de Medicina é antecedido por uma fase de estudos iniciais, o *college*, sendo esse um ciclo curto de ensino superior, com disciplinas eletivas, voltado ao desenvolvimento/aprimoramento de competências gerais de leitura crítica; comunicação escrita e interpessoal; trabalho em grupo; aprender a aprender, entre outras. Para o curso de Medicina tem, então, quatro anos, tradicionalmente com dois anos básicos e dois anos de *rotations* (estágios nas áreas clínicas). A experiência clínica durante a formação é concentrada em casos hospitalares, com alguma experiência ambulatorial, focada na saúde individual — e não coletiva ou nos sistemas de saúde —, e o internato (*internship*) vem depois, como pré-requisito ou parte da residência médica. Para que seja permitido o exercício profissional independente, mostra-se necessária a aprovação no exame de licenciamento — *United States Medical Licencing Examination* (USMLE) —, composto de três passos: o passo 1 avalia as ciências básicas do currículo pré-clínico; o passo 2 avalia conhecimento clínico e habilidades referentes ao cuidado do paciente sob supervisão; o passo 3: avalia conhecimento clínico avançado e tomada de decisões para cuidar de pacientes de maneira independente. Sendo que esse último passo é realizado após o primeiro ano de residência, em dois dias de provas, com 233 e 180 questões tipo múltipla escolha, em sete e nove horas, de duração (Amaral, 2020).

Assim, os cursos de graduação em Medicina de todo o Brasil promovem esforços rumo à reestruturação e à readequação de seus currículos para o atendimento preconizado pelas novas diretrizes, perante a necessidade de reformulação do currículo vigente de uma com vistas a sua adequação às novas DCN de 2014 (Ferreira *et al.*, 2019).

4

REPERCUSSÃO DAS DIRETRIZES CURRICULARES NACIONAIS NAS PUBLICAÇÕES EM EDUCAÇÃO MÉDICA BRASILEIRA

Análise realizada com pressupostos da pesquisa qualitativa, caracterizada como uma abordagem que permite realizar descrições com detalhes do objeto pesquisado. Realizada de maneira ampla e livre e, a partir dela, é possível criar categorias resultantes da própria coleta de dados. A pesquisa qualitativa ou naturalística envolve a obtenção de dados descritivos, coletados no contato direto do pesquisador com a situação estudada, enfatiza mais o processo do que o produto e se preocupa em retratar a perspectiva dos participantes (Lüdke; André, 1986). Triviños (1987) corrobora essa visão, uma vez que considera o estudo qualitativo uma forma natural e espontânea para analisar a realidade do ensino.

É importante ressaltar que há uma dificuldade na aplicação da abordagem qualitativa no que se refere à pesquisa de Educação Médica, uma vez que as pesquisas nas ciências da saúde são, em sua maioria, desenvolvidas por meio da abordagem quantitativa, ou seja, são estudos lógicos, experimentais e matemáticos, com predileção pelo fenômeno extenso, cultivam uma pretensa objetividade e neutralidade, são hipotético-dedutivos, replicáveis e generalizáveis. As abordagens qualitativas, no campo da saúde, abarcam também diversas teorias e modelos, tais como o estudo de caso e a análise documental etc. Dessa forma, a análise qualitativa de um objeto de investigação concretiza a possibilidade de construção de conhecimento e possui todos os requisitos e instrumentos para ser considerada e valorizada como um construto científico (Taquette; Minayo; Rodrigues, 2015).

Importante pontuar que as publicações científicas sobre pesquisa qualitativa utilizam a linguagem das ciências sociais, fenômeno pouco usual aos médicos com formação essencialmente técnica e voltada para procedimentos complexos, mobilizados para fazer frente às diversas patologias. Além disso, os poucos profissionais de saúde que trabalham com o método qualitativo são criticados pela aparente superficialidade de abordagem da realidade social, bem como por sua incapacidade de debater os dados empíricos e de aplicar a teoria de forma consistente e aprofundada (Taquette; Minayo; Rodrigues, 2015).

A tipologia deste estudo envolve a pesquisa bibliográfica e a análise documental, ou seja, para tornar o objeto um construto científico, é preciso investigar o conhecimento nacional e internacional previamente acumulado.

O estudo bibliográfico permite determinar o marco teórico que será adotado, o detalhamento de conceitos, categorizações e noções que conferem sentido à pesquisa. Assim, é possível alcançar uma fundamentação teórica das hipóteses ou dos pressupostos que já existiam como intuição nas indagações iniciais, tendo em mente que os instrumentos operacionais também contêm bases teóricas que devem guardar uma estreita relação com o marco teórico, de modo a minimizar as incursões ao subjetivismo, ao achismo e ao espontaneísmo. A proposta de um percurso analítico e sistemático viabiliza a objetivação de um tipo de conhecimento que tem como matéria-prima as opiniões, crenças, valores, representações, relações e ações humanas e sociais sob a perspectiva dos atores em intersubjetividade (Taquette; Minayo; Rodrigues, 2015; Minayo, 2012).

Nesse sentido, além do estudo bibliográfico, a análise das produções acadêmico-científicas da RBEM com foco no ensino médico a partir das DCN 2014 se configura como um importante passo científico em direção às reflexões e discussões sobre como as mudanças vêm sendo propostas e efetivadas nos diferentes contextos educacionais. A *Revista Brasileira de Educação Médica* (RBEM) é publicada regularmente pela Associação Brasileira de Educação

Médica (Abem), sendo o único periódico da América Latina dedicado a esse tema. Apresenta periodicidade trimestral e tem como missão publicar debates, análises e resultados de investigações sobre temas considerados relevantes para a Educação Médica. Suas áreas temáticas são: apoio psicopedagógico; avaliação; cenários de prática; educação a distância; educação permanente; extensão universitária; metodologia de pesquisa; pós-graduação e projeto pedagógico.

Atualmente com 45 anos de existência, a RBEM apresentando crescimento de sua importância, notadamente em seu número de submissões e artigos publicados, sendo ferramenta de importância maior na Educação médica durante o período da pandemia da *coronavirus disease 2019* (Covid-19), apresentando temáticas diversas, com variedade de assuntos publicados sobre as perspectivas da educação médica (Diniz, 2022).

A presente pesquisa se propõe a realizar uma análise documental por meio de um levantamento das produções científicas publicadas nos últimos cinco anos pela RBEM e que contenham uma relação com as DCN 2014, citando-as em seu texto. Para Rezende (2019b), a análise documental é o conjunto de operações que visam representar o conteúdo de um documento em uma forma diferente do original, a fim de facilitar, em um período posterior, a sua consulta e referenciação. Propomos assim uma análise das produções científicas publicadas no referido periódico, tendo como norte as proposições de mudança de paradigma da Educação Médica (concepções, currículo, metodologias, avaliação), apresentadas nos artigos após a promulgação das Diretrizes Curriculares Nacionais para o curso de Graduação em Medicina (Brasil, 2014) e que citem as DCN 2014 em seu texto.

De acordo com Ludke e André (1986), a análise documental pode representar uma técnica valiosa de abordagem para seleção de dados qualitativos; os documentos constituem uma fonte poderosa de onde podem ser retiradas evidências que fundamentem afirmações e declarações do pesquisador.

Representam, também, uma fonte natural de informação.

Para tanto, foram realizadas as seguintes etapas:

1. Organização e sistematização da amostra dentro do universo de publicação dos últimos cinco anos da *Revista Brasileira de Educação Médica* (RBEM), incluindo as produções científicas que revelem ações e proposições para a implantação de novos paradigmas na educação médica a partir das DCN 2014. Foram encontrados 117 artigos pertinentes para a avaliação e análise da pesquisa, o que engloba a publicação das DCN 2014 bem como o marco legal de sua obrigatoriedade de implantação nacional em 2018, criando uma análise da evolução da Educação Médica, até o momento do início da pandemia de Covid-19 e do isolamento social.

2. Leitura sistemática dos 117 artigos com o objetivo de identificar e analisar os elementos teórico-metodológicos relacionados à formação médica a partir das DCN de 2014 e que as contemplem explicitamente em seus textos. A leitura sistemática permitiu identificar 10 artigos que trazem a perspectiva de um projeto global de curso, ou seja, a reestruturação da educação médica baseada nas DCN de 2014. É importante enfatizar que o critério para seleção desses textos levou em consideração a ocorrência do termo "DCN 2014" em todos os artigos selecionados.

3. A análise dos textos selecionados atendeu ao critério de adequação aos seguintes princípios: 1) A implementação das DCN de 2014 e a mudança curricular; 2) Formação Humanista versus Formação Tecnicista Especializada. Ambos os princípios foram analisados e sintetizados na unidade temática "Implementação das DCN 2014 a partir de uma nova perspectiva para educação médica", descrita na próxima seção. Tais princípios são caros à educação em medicina, uma vez que são amplamente discutidos para auxiliar nas estratégias das escolas a fim de implementar as mudanças necessárias e desejadas na área de atuação

da saúde (Lampert, 2009). A análise qualitativa dos textos levantados foi auxiliada pela utilização do Software Iramuteq, com a produção de gráficos e quadros para análise de similitude, análise prototípica, análise de nuvem de palavras e análise a partir da classificação hierárquica descendente.

5

ANÁLISE DA IMPLEMENTAÇÃO DAS DCN 2014 A PARTIR DE UMA NOVA PERSPECTIVA PARA EDUCAÇÃO MÉDICA ANTES DA PANDEMIA DE COVID-19

Nesta seção serão analisados os resumos e o conteúdo dos artigos selecionados para compor o eixo referente à implementação das DCN e à mudança curricular. Os artigos apresentam diversas configurações metodológicas: estudos qualitativos, quantitativos e descrições, além de relatos de experiência. Contudo, a despeito da variação nas escolhas metodológicas, há um consenso entre os autores dos artigos de que a produção sobre o tema ainda é escassa. O reduzido número de artigos selecionados para esta análise, 10 artigos, também é um indicador que encontra eco no discurso dos autores, ao mencionarem a incipiente produção de trabalhos que avaliam as práticas pedagógicas na formação médica do ponto de vista curricular a partir das DCN 2014.

A Nuvem de Palavras gerada a partir dos resumos dos 10 artigos (Figura 4) indica que as produções enfatizam que a formação em saúde vem sendo profundamente impactada pelo novo perfil de médico preconizado pelas DCN 2014.

Figura 4 – Nuvem de palavras dos resumos

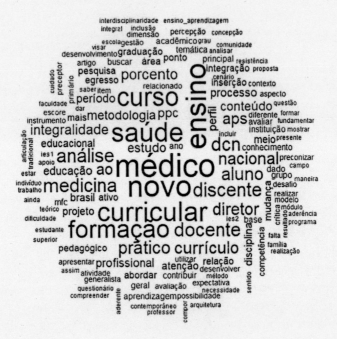

Fonte: os autores

A Figura 4 originada em nuvem de palavras bem demonstra a análise qualitativa do objeto desta pesquisa, tendo como central: médico, novo e ensino. Os quais representam de maneira gráfica na nuvem gerada, a essência da proposta da implantação das DCN 2014 nas escolas médicas brasileiras a fim de promover mudanças na Educação Médica.

Para a análise dos resumos, utilizou-se a Classificação Hierárquica Descendente (CHD) por meio do software Iramuteq. Os resumos foram classificados em diferentes seções de texto (classes) de acordo com seus respectivos vocabulários, tal como podemos observar no Quadro 1. O agrupamento de textos semelhantes permitiu a criação das seguintes classes analisadas com base no conteúdo dos artigos: 1) Resistência ao novo Currículo; 2) Perfil do Estudante; 3) Processo Pedagógico; 4) Proposta do Curso e Atuação Profissional; 5) Integração Curricular.

Quadro 1 – Classificação Hierárquica Descendente (CHD) dos resumos

Classe 1: Resistência ao novo Currículo 21.28%	Classe 2: Perfil do Estudante 19, 15%	Classe 3: Processo Pedagógico 17, 02%	Classe 4: Proposta do Curso e Atuação Profissional 25, 53%	Classe 5: Integração Curricular 17, 92%
metodologia docente resistência falta disciplina ensino ativo professor módulo estudante currículo aps[1] área Percepção	Perfil Preconizar relação dcn instituição formação estudo Conhecimento Diretor profissional meio expectativa programa nacional curricular Geral ano discente	Competência processo discente contexto ensino e aprendizagem dificuldade compreender graduação principal Geral Aprendizagem	saúde pedagógico mfc[2] curso atenção primário modelo analisar inserção nacional médico aluno possibilidade desenvolver medicina projeto aps ppc[3] diretor contribuir avaliar família Faculdade	Atividade prático análise ponto relacionado gestão Interdisciplinaridade educacional currículo conteúdo desenvolvimento crítica
*resumo 2[4]	*resumo 3 *resumo 7 *resumo 8	*resumo 3	*resumo 5 *resumo 10	*resumo 6

Fonte: os autores

O Quadro 1, Classificação Hierárquica Descendente (CHD) dos resumos das produções analisadas, demonstra visualmente que o processo de implementação das diretrizes curriculares, está em evolução, apesar de o marco legal temporal ter se encerrado em

---

[1] Atenção Primária à Saúde.
[2] Medicina da Família e Comunidade.
[3] Projeto Pedagógico do Curso.
[4] Metadado acerca dos resumos que compõem a classe.

2018, trata-se de processo evolutivo com momentos de avanço e retrocesso dentro da dimensão educacional que ocorre nas escolas médicas do Brasil.

Classe 1: Resistência ao novo Currículo proposto pelas DCN

A partir da leitura dos textos selecionados acerca da implementação das DCN de 2014 na formação médica, constata-se que o desenvolvimento de um novo currículo ainda se demonstra fragilizado, sinalizando que o processo educacional nesse sentido não foi encerrado em 2018 — prazo para adequação das escolas médicas às DCN 2014. A produção analisada aponta que não se trata de um processo estático, apesar de garantido pela legislação, mas o oposto, ou seja, um processo dinâmico e acidentado, intercalado por avanços e retrocessos que precisam ser cotidianamente construídos nos diversos cenários da prática profissional de modo a enfrentar os problemas que se apresentam na realidade da formação médica brasileira. Com importante necessidade de aprimorarmos as estratégias para o desenvolvimento de aspectos relacionados ao profissionalismo, visando à formação de médico(a)s capazes de realizar seus serviços dentro dos mais altos padrões de qualidade de atendimento à população dentro de princípios da ética e bioética, no nível tanto individual quanto coletivo (Santos, 2020).

Figura 5 – Gráfico da classe Resistência ao novo Currículo proposto pelas DCN

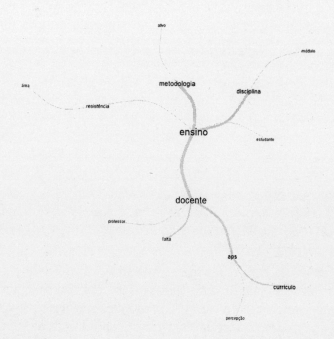

Fonte: os autores

Para Andréa Tenório Correia da Silva e colaboradores (2017), as mudanças no perfil de nossa sociedade, alteram também as demandas de saúde, sendo preconizado a inserção do aluno na Atenção Primária à Saúde (APS) durante todo o decorrer de sua formação durante ainda o curso médico. Entretanto isso é dificultado por diversos fatores como a ausência de cenários práticos adequados ao processo de aprendizagem decorrente também da falta de preceptores, formação insuficiente dos médicos generalistas para receber estudantes, e por fim pelos docentes sem capacitação adequada para o ensino na área Atenção Primária à Saúde (APS), sendo por fim encontrada ainda resistência de docentes de disciplinas tradicionais.

É consenso nas produções que as DCN 2014 propõem uma estrutura curricular articulada por metodologias que privilegiem a participação ativa do estudante na construção do seu conhecimento e na integração entre os conteúdos, assegurando a dissociabilidade do ensino, pesquisa e extensão. O educador tem a função de promover condições de aprendizagem nas quais a construção de saberes ocorra com base nos conhecimentos prévios perante situações-problema reais ou simuladas de atuação profissional. Porém a implementação das DCN 2014, embora racional e adequadamente fundamentada há várias décadas nos mais diversos contextos sociais e até mesmo no mundo do trabalho, ainda encontra grande resistência e dificuldade de evolução. Essas enfatizam a qualidade do cuidado, bem como o pensamento crítico como elementos-chave para a educação médica, direcionando essa abordagem nas melhores evidências, considerando os princípios da Educação Médica Baseada em Evidências (Embe) e o Currículo Médico Baseado em Competência (CMBC) (Francischetti; Holzhausen; Peters, 2020).

Essa resistência tem origem em diversos fatores relacionados ao movimento de implementação das novas diretrizes. Sendo importante pontuar que a formação até então predominante seria a tecnicista e segmentada, que já havia tido como contraponto a DCN de 2001, mas que ainda é a hegemônica, mesmo porque a maioria dos profissionais envolvidos na docência dentro das escolas médicas foi formada dentro desse paradigma educacional, até então dominante. Naturalmente mudanças e principalmente desconstrução de uma situação, levam à resistência das partes envolvidas no processo sob o temor de perda prestígio, ou mesmo da função institucional, uma vez que a estrutura segmentada em ciclos e disciplinas deixa de ser o norteador da instituição que abriga a escola médica. Assim deixando de existir o organograma anteriormente utilizado, para dar espaço a novas interações e atividades.

Ocorrendo fundamental importância do papel do docente, quando os currículos são baseados em metodologias ativas, que exigem outra relação com o processo de aprendizagem dos alunos de Medicina, contudo é importante pontuar que a formação das carreiras da área da saúde historicamente foi baseada nas metodologias de ensino tradicionais, assim os docentes atuais apresentam sua experiência pessoal enquanto aluno, em uma metodologia distinta da preconizada pelas atuais DCN 2014 (Wagner, 2022).

Para Rezende (2019a), o novo currículo, apesar de desenhado para contemplar o ensino na Atenção Primária à Saúde, possui importantes lacunas de temas relevantes à formação em medicina, enfrentando resistências por parte do corpo docente que muito carece de professores com formação específica na área.

Apesar das dificuldades encontradas no contexto de uma nova abordagem educacional, existem muito mais pontos positivos que negativos na influência do aprendizado, sendo, contudo, necessárias reestruturações para garantir a melhor experiência no processo ensino-aprendizagem pelos alunos (Lima Filho; Marques, 2019).

O ensino de Medicina tem muito a se beneficiar de uma organização curricular integrada, que oferta diversificação além de diálogo entre saberes distintos, mas relevantes na investigação e solução dos problemas dentro da construção de conhecimentos teórico-práticos pertinentes a uma formação contemplando o paradigma da integralidade (Barboza, 2018). Sendo que a abordagem da integralidade na graduação médica envolve múltiplas dimensões, iniciando-se com a compreensão conceitual, e evoluindo até sua vivência prática nos serviços de saúde e educação que incidem sobre a formação profissional médica (Dias, 2018).

As atuais Diretrizes Curriculares Nacionais (DCN 2014) dos cursos de graduação em Medicina, têm a proposta de atualizar e transformar a escola médica brasileira incentivando currículos interdisciplinares e o uso de métodos ativos de ensino. O desafio de reduzir a adoção de aulas expositivas, repercute tanto discentes quanto docentes, que podem ser resistentes às mudanças quando estas não são apoiadas em pesquisas com a devida reflexão crítica (Moura, 2022).

Classe 2: Perfil do estudante

Os autores concordam que, após as DCN 2014, os cursos têm movido esforços para atender a necessidade de uma formação orientada à atenção básica e entendem que isso deva ocorrer por meio de novos modelos educacionais para a formação de médicos. Contudo alguns pontos de dissonância foram observados, uma vez que os autores não são unânimes ao abordar a inserção do estudante na atenção básica. Um dos artigos aponta que os egressos são atuantes no SUS, tais como os generalistas, o que está em conformidade com o perfil preconizado pelas DCN 2014. Outro artigo, no entanto, destaca o pouco alinhamento das expectativas dos estudantes com o que é recomendado pelas DCN 2014 e revela, ainda, uma baixa intenção dos estudantes de se tornarem profissionais generalistas e terem sua formação voltada para a atenção básica.

Figura 6 – Grafo da classe Perfil do Estudante

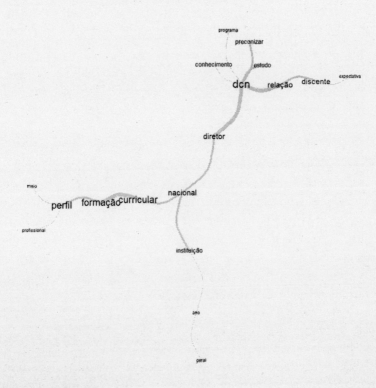

Fonte: os autores

Em suas produções, os autores consideram que um dos desafios impostos às Instituições de Ensino Superior (IES) se refere à formação de médicos humanistas e interessados em atuar com qualidade na atenção básica à saúde. Essa questão é transversal ao longo do curso, mas é delineada com maior precisão no início da atuação profissional do recém-formado, momento em que a expectativa pessoal perante a profissão entra em conflito com a demanda da sociedade pela atenção integral à saúde básica e relações mais humanizadas.

Diante desse cenário, os autores discorrem que as escolas médicas passaram a entender que o ensino superior em saúde deveria estar articulado com as recomendações das DCN 2014 e propuseram modificações para atender às demandas de saúde necessárias para adequar a formação do médico às necessidades sociais atuais. Essa abordagem vem tornando obsoletas muitas das proposições do paradigma educacional médico anteriormente vigente e hegemônico. As DCN 2014 enfatizam a necessidade de adequar a Educação Médica ao egresso diante das demandas impostas pela sociedade e mundo de trabalho, por meio de conteúdos fundamentais que proporcionem a integralidade das ações do cuidado em saúde contemporâneo. Aplica-se, então, uma reconfiguração metodológica que insere cenários de prática na Atenção Básica para o desenvolvimento de tais conteúdos, inclusive no internato, com o objetivo de desenvolvimento do raciocínio clínico, crítico, ético e humanizado. Ela distancia-se, portanto, do perfil anterior inspirado no modelo Flexneriano, apoiado nas Ciências Biológicas, Química e Física, bem como na formação prática em hospitais e laboratórios como principais cenários de ensino e aprendizagem.

Ocorre também que as metodologias tradicionais, anteriormente utilizadas na Educação Médica, mostram-se menos eficazes na aprendizagem de atitudes e habilidades para as novas gerações, cujo acesso à informação é de larga escala e digital, permeada por todas as distrações do mundo contemporâneo, apresentando também dificuldades em manter a concentração necessária para entendimento das aulas expositivas, sendo necessário um protagonismo na aprendizagem focada na parte mais interessada, que é o estudante (Patriota *et al.*, 2022).

Analisando o perfil dos egressos dentro de atuação profissional, Maués e colaboradores (2018) revelaram médicos atuantes no SUS, como generalistas, alocados nas capitais, particularmente na Região Norte do Pará, sentindo-se razoavelmente preparados para o mercado de trabalho, em conformidade com as propostas da formação integral, que não impede que ocorra a especialização (muitos cursando residência médica), propondo sim uma formação na escola médica de acordo com as necessidades sociais atuais.

Ainda ocorrendo diversos pontos de desencontro, como a baixa intenção dos discentes de se tornarem profissionais generalistas ou mesmo terem sua formação voltada para a atenção primária, essa é uma das mais importantes atribuições esperadas do novo profissional médico (Meireles; Fernandes; Silva, 2019).

Classe 3: Processo Pedagógico

Os autores consideram que nas últimas décadas foram muitas as modificações implementadas dentro do processo de ensino e aprendizagem nos cursos da área da saúde, motivadas pela necessidade de uma formação acadêmica mais eficaz e que resultasse em um egresso com compreensão ampliada de saúde e visão social (Moura, 2004). Essas transformações buscaram reagir à situação de despreparo dos recém-formados para atuarem na complexa realidade presente no SUS — uma situação frequentemente observada —, sendo sua superação necessária durante a formação (Lampert, 2019). A produção analisada defende a ideia de que a necessidade de mudança no perfil do médico passa pela formação inicial do futuro profissional e, para isso, as instituições de ensino superior precisam repensar suas metodologias de ensino para se alinharem às necessidades contemporâneas.

Figura 7 – Grafo da classe Processo Pedagógico

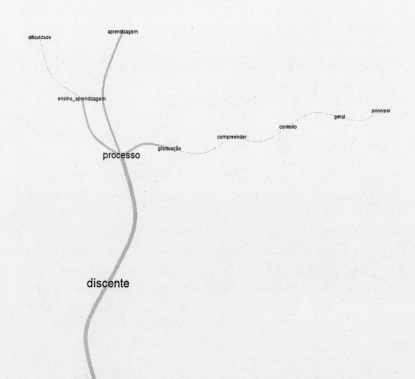

Fonte: os autores

Para Carlos Alberto Oliveria e colaboradores (2019), as análises dos Projetos Pedagógicos mostraram que, de maneira geral, há aderência às DCN 2014, em diferentes estágios. Achado esse compatível com a análise qualitativa dos trabalhos que demonstra um processo ainda em construção. Na visão de diversos coordenadores de escolas médicas, as mesmas estão em processo de adequação às determinações das diretrizes (Candido; Batista, 2019).

A educação médica brasileira se adequa ao seu tempo, bem como às necessidades da sociedade, que deseja de um profissional ético, reflexivo e humanista. Capaz de ser inserido como médico em Programas de Saúde da Família vinculados ao Sistema Único de Saúde (SUS), o qual exige profissionais que tenham percepção da realidade social que os cerca, tornando-se assim um profissional diferenciado em sua atuação (Machado; Wuo; Heinzle, 2018).

Classe 4: Proposta do Curso e Atuação Profissional

Como mencionado anteriormente, as produções científicas publicadas na RBEM, nos cinco anos subsequentes à promulgação das DCN 2014 que tratam de usa implantação, bem como a citam em seu texto; confirmam que a educação médica se encontra em revisão constante frente às mudanças na atenção básica e no ensino em saúde, com novas propostas curriculares a partir da Atenção Primária à Saúde (APS) e da Medicina de Família e Comunidade (MFC) na educação médica. Para os autores, a proposta do curso deve estar articulada com a atuação do futuro médico, uma vez que o valor de um currículo se vincula à realidade na qual se realiza a atuação profissional e como ela se concretiza em situações reais, convertendo-se assim em um currículo em ação. Somente na prática os projetos, ideias e intenções se manifestam e adquirem o significado e o valor que se esperam do profissional formado no novo paradigma proposto pelas DCN 2014

Figura 8 – Grafo da classe Proposta do Curso e Atuação Profissional

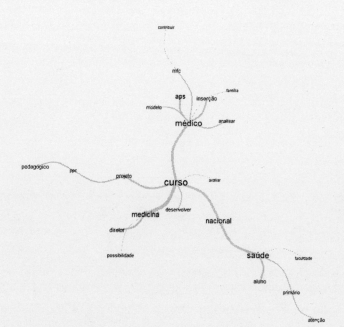

Fonte: os autores

Parte dos autores destaca a necessidade de a evolução educacional médica ser fundamentada na observação do Brasil das últimas décadas no que concerne à transição social e demográfica, além de epidemiológica, considerando o crescimento populacional e aumento da expectativa de vida ao nascer, que passou de 52, 3 anos em 1970 para 75, 2 anos em 2015.

Outro ponto mencionado pelos autores para a adequação da proposta de curso diz respeito à falta de um profissional de formação generalista para servir de modelo e guia ao estudante de medicina durante sua formação, sendo o especialista o modelo profissional predominante (Batista, 2005).

Considerando o contexto nacional e internacional, a formação médica deve acompanhar as evoluções, bem como as mudanças na sociedade contemporânea e suas demandas de saúde. Apesar das dificuldades impostas pelos aspectos práticos ainda carentes, tais como o baixo número de preceptores e professores com formação em medicina generalista para receber estudantes, docentes sem capacitação adequada para o ensino na área, resistência de docentes vinculados à formação curricular centrada no hospital, é uma constante nos artigos analisados a importância conferida à inserção do estudante na Atenção Primária à Saúde (APS) durante todo o curso.

Os estudantes percebem que a grade curricular baseada nas DCN 2014, contempla de forma importante a formação médica generalista, no entanto não consegue influenciar o interesse profissional nessa atuação. O desejo de atuar como generalista é comum entre muitos estudantes de medicina, motivado pelo altruísmo e pela vontade de contribuir para a sociedade. Contudo, o sentimento de não ser valorizado e ter a credibilidade questionada pela sociedade pode levar a uma escolha temporária no exercício profissional, servindo como meio para ingressar no mercado de trabalho (Silva *et al.*, 2022). Uma inserção precoce de estudantes da graduação em Medicina na atenção primária oportuniza experiências de aprendizagem significativa, embora as políticas favoreçam a integração ensino-serviço-comunidade, ainda é um grande desafio a ser enfrentado (Fassina; Mendes; Pezzato, 2021). Sendo que não existe um caminho simples para a integração ensino-serviço, ocorrendo uma interdependência dos atores no enfrentamento dos desafios frente à necessidade da construção de agendas e espaços de decisão coletivos (Borges *et al.*, 2021).

Classe 5: Integração Curricular

A análise textual ocorreu focando nas produções científicas publicadas na RBEM entre 2014 e 2019, que apresentam em seu conteúdo a implantação das DCN 2014, essas apontam para diversas tentativas e experiências de integração entre ensino e serviço na promoção de avanços para a aproximação entre universidades e instituições de saúde. Contudo o modelo hegemônico de formação médica anterior, baseado no relatório de Abraham Flexner, levou a Educação Médica nacional a utilizar um modelo essencialmente individualista, biologista, hospitalocêntrico e com ênfase nas especializações (Bressa, 2018). Os artigos apontam que o currículo linear-disciplinar é caracterizado por um conjunto de disciplinas justapostas que não estabelecem relações entre si. Esse tipo de currículo se apresenta ao estudante como requisito para o progresso dentro do sistema educacional, distanciado do intuito de trazer para a sala de aula discussões de cunho social, político ou econômico. Em razão da estrutura rígida sobre a qual é formulado, o currículo proporciona a atuação de um corpo docente focado estritamente em sua área de atuação específica, o que reproduz, mesmo que de forma inconsciente, o distanciamento da realidade social. É consenso entre os autores analisados que esse modelo está exaurido em relação às demandas educacionais presentes em nossa realidade.

Figura 9 – Grafo da classe Integração Curricular

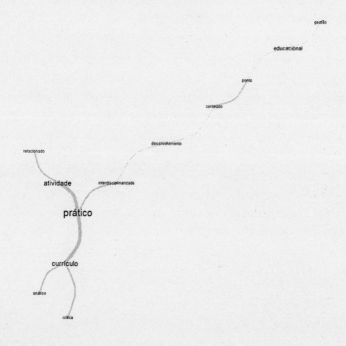

Fonte: os autores

A análise de práticas escolares tem sido alvo cada vez mais frequente de publicações científicas, notadamente referentes às relações estabelecidas entre o conhecimento, o currículo prescrito e sua concretização no cotidiano educacional da formação médica, com especial valor na produção de trabalhos que avaliam as práticas pedagógicas do ponto de vista curricular em direção ao paradigma curricular integrador. Nos estudos, são apontados diversos elementos que compõem uma concepção integrada de currículo e sua interdisciplinaridade, focados nas necessidades de saúde dos indivíduos e populações.

Os autores entendem que o processo educativo na formação médica, a partir das DCN 2014, objetiva trilhar, dentro da epistemologia educacional, o desenvolvimento de competências durante a formação que se traduzem em conhecimentos, habilidades e atitudes para que o estudante possa, ao final do processo, estar apto a oferecer o cuidado integral como médico, sendo essa a proposição do paradigma de integralidade.

Nesse sentido, a reformulação dos currículos de graduação em medicina deve privilegiar também as competências técnicas para o cuidado ao paciente, além de conhecimentos de saúde coletiva, a partir do compromisso de uma formação geral, de modo a contribuir com a resolubilidade, fortalecendo e concretizando o princípio do SUS de universalidade de acesso, bem como de equidade de cuidado (Batista *et al.*, 2015).

Sendo que o processo de ensino-aprendizagem nos cenários de prática médica, mostra-se como um fenômeno complexo e multidimensional, tendo a necessidade de ser contínuo, com adequação do conhecimento sobre o paciente em sua totalidade. Com as atividades de prática profissional em cenários reais, apresentando a perspectiva de otimizar uma adequada formação médica. Ainda de acordo com as Diretrizes Curriculares Nacionais (DCN), os estudantes integram seus conhecimentos, suas habilidades e suas atitudes por meio da prática e do encontro com a pessoa sob seus cuidados ou sob os cuidados, a fim de vivenciar as relações médico-paciente, médico-família e médico-comunidade, o trabalho em equipe e a profissão médica, com o preceptor apresentando o importante papel de educador nos cenários de prática (Gaion; Kishi; Nordi, 2022).

As origens da expressão mentoria remete à mitologia grega: *Mentor* é o responsável pela orientação, guarda e proteção de Telêmaco, filho de seu amigo, Odisseu, que foi para a guerra de Troia, passagem contada na obra *Odisseia*, de Homero. O termo mentoria para a medicina implica em relações interpessoais entre mentor(a) e mentorado(a), nas quais o(a) parceiro(a) mais experiente acolhe, oferece suporte, desafia e favorece uma visão mais ampliada da própria jornada do(a) estudante de medicina (Costa *et al.*, 2021). Criando uma relação de orientação e suporte entre um profissional experiente e um iniciante, configurando estratégia de desenvolvimento profissional e pessoal na formação médica, beneficiando mentores e mentorados. A mentoria refere-se no contexto da Educação Médica à relação de orientação e suporte entre um profissional experiente e um iniciante, sendo reconhecida como importante estratégia de desenvolvimento profissional e pessoal na formação médica, beneficiando mentores e mentorados. Além do caráter de desenvolvimento, a relação de mentoria diminui o estresse emocional, potencializando recursos para o enfrentamento de adversidades, também retornando à origem histórica da Educação Médica no tocante à relação mestre-aprendiz.

Em síntese, entendemos, a partir das produções analisadas, que as mudanças no perfil do profissional de medicina com vistas a atender as DCN 2014 demandam a reestruturação da proposta de formação inicial do médico por meio de metodologias, estratégias e práticas. Essa reestruturação deve contemplar a integralidade mediante um processo formativo alinhado às necessidades da sociedade e às demandas da saúde, sobretudo da Atenção Básica. Contudo a implantação das DCN 2014 nos cursos de medicina encontra grande resistência dos envolvidos no processo educativo. Essas relações são representadas pelo Dendrograma da Figura 10.

Figura 10 – Dendrograma dos resumos das produções antes da pandemia

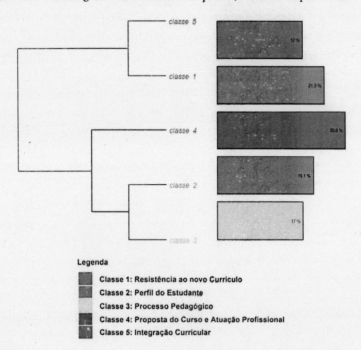

Fonte: os autores

A Figura 10, gerada pelo Dendrograma dos resumos analisados graficamente, demonstra ainda como se está longe de finalizar o processo de implantação das diretrizes no dia a dia das escolas médicas, ainda fortemente vinculadas ao paradigma educacional anterior voltado para a segmentação do conhecimento durante a formação profissional.

No que se refere às palavras-chave dos resumos analisadas nesta seção, foi possível observar quais as concepções dos autores no tocante à escolha das palavras que são entendidas como os principais elementos de busca de suas produções. A frequência mínima escolhida para gerar a análise prototípica (Quadro 2) foi de duas evocações de palavras-chave, elencadas por frequência e ordem (quantidade de vezes e sequência em que a palavra apareceu nos artigos selecionados). A palavra-chave "Educação Médica" aparece com maior frequência e com a ordem de maior importância nos artigos, ou seja, foi a palavra que primeiro apareceu na seção de palavras-chave, pois contempla todas as dimensões propostas, mais até que o "Ensino Médico", não ocorrendo, entretanto, prejuízo pelo descritor, uma vez que a análise se fundamenta no encontro das DCN 2014 no corpo do texto dos artigos analisados. Desse modo, compreende-se que, segundo as produções, os autores concebem as DCN 2014 em uma esfera mais ampla de educação. Portanto, a profissionalização da educação médica vem protagonizando transformações importantes nas últimas décadas em nossa realidade nacional, focando em coadunar, bem como redirecionar, uma formação dentro do paradigma da integralidade no sentido de atender aos princípios e às diretrizes do Sistema Único de Saúde (SUS), focando na diretriz proposta de formação de profissionais médicos envolvidos com os conceitos contemporâneos de saúde e doença, também voltados ao atendimento das demandas sociais suscitadas nacional e internacionalmente (*Social Accountability*) (Batista, 2020).

Essa percepção mais ampla de educação como foco nas produções é validada quando observamos que a palavra que aparece na zona periférica é "currículo". Em outras palavras, o impacto das DCN 2014 no currículo, embora tenha potencial para estar no núcleo de representação das produções que abordam as DCN 2014 é, na perspectiva dos autores, um elemento secundário. É importante ressaltar que a palavra destacada na primeira zona periférica se deve à influência do contexto imediato, ou seja, é impactada pelo contexto de produção do artigo. Desse modo, as produções revelam que a adequação do currículo às DCN 2014 é a ponte entre a teoria e a prática, intenções ou projetos e a realidade. Ainda analisando o Quadro 2, notamos que não há elementos contrastantes, ou seja, palavras evocadas primeiro nas palavras-chave e que tenham baixa frequência. No que se refere à segunda zona periférica, é composta por palavras com pouca importância em termos de frequência e ordem média de ocorrência nas produções.

Quadro 2 – Análise Prototípica das Palavras-Chave

Zona do Núcleo Central			Primeira Zona Periférica		
Evocação	*f*	OME[5]	Evocação	*f*	OME
Educação Médica	8	1, 4	Currículo	5	2, 6
Elementos Contrastantes			**Segunda Zona Periférica**		
			Evocação	*f*	OME
			Atenção Primária à Saúde	2	3
			Medicina	2	3
			Aprendizagem	2	2, 5
			Ensino	2	4

Fonte: os autores

O Quadro 2 demonstra a Educação Médica como núcleo central das palavras-chave analisadas durante a pesquisa, achado que repercutiu em todo o desenvolvimento dos trabalhos da presente pesquisa. Uma vez que demonstrou que o termo "Educação Médica" abrange todas as dimensões analisadas no trabalho.

A questão das DCN 2014 vinculadas à formação do médico foi abordada em apenas um artigo ("Ensino superior", "Médicos Egressos" e "Mercado de Trabalho"), tal como podemos observar pela representação gráfica.

---

[5] OME – Ordem média de evocação da palavra.

Figura 11 – Gráfico de similitude das palavras-chave

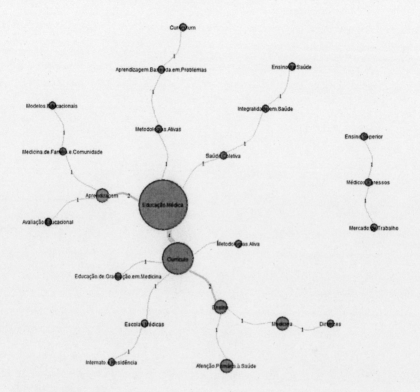

Fonte: os autores

A análise da Figura 11, gerada a partir de um gráfico de similitude das palavras-chave demonstra fortemente de maneira gráfica, a Educação Médica como foco central e hegemônico da análise qualitativa realizada durante a pesquisa.

Embora o foco das produções analisadas nesta seção seja o impacto das DCN 2014 na formação inicial, os autores enfatizam que o processo formativo do médico é impactado por diversas variáveis que, eventualmente, traduzem-se pela escassez de profissionais capacitados ao atendimento e ao ensino. Os autores mencionam que as Unidades Básicas de Saúde carecem de médicos e preceptores com formação adequada para sua atuação, sendo necessário investir na formação continuada desses profissionais para que possam encarar o desafio de combinar a assistência médica à docência, processo que se sustenta pelo reconhecimento da atividade do seu trabalho e pela sensação de pertencimento ao grupo daqueles que conduzem o processo educativo, diminuindo a distância histórica e a dicotomia segundo a qual a academia pensa e o serviço executa (Batista, 2020).

6

ANÁLISE DAS PRODUÇÕES A PARTIR DE UMA NOVA PERSPECTIVA PARA A EDUCAÇÃO MÉDICA (DCN 2014) DURANTE E APÓS A PANDEMIA DE COVID-19

Nesta seção serão analisados os resumos e o conteúdo dos artigos selecionados para compor o eixo referente aos efeitos da pandemia de Covid-19 na Educação Médica Brasileira, agressão biológica essa, na posição do autor, comparável à peste negra e à gripe espanhola, em se tratando de repercussões sociais atribuídas a ela.

A Nuvem de Palavras gerada a partir dos resumos dos 199 artigos (Figura 10) indica que as produções científicas mantiveram seu principal Foco no Médico e na Medicina, como consequências de sua formação, mas agora, com um foco na compreensão das consequências biopsicossociais resultantes da agressão biológica e social causada pela pandemia, juntamente com os efeitos do isolamento social e da intensa pressão psicológica enfrentada.

Concatena de maneira visual a convergência de três grandes aspectos da Educação Médica Brasileira, serem imediatamente posteriores ao marco legal temporal (DCN 2014 de implantação obrigatória até 2018 em todas as escolas médicas) de uma formação médica proposta pelo Estado em suas diretrizes curriculares; coincidir com o momento histórico de maior número de escolas médicas brasileiras pela abertura de novas; bem como ocorrer durante a pandemia de Covid-19 (maior crise sanitária contemporânea).

Figura 12 – Nuvem de palavras dos resumos

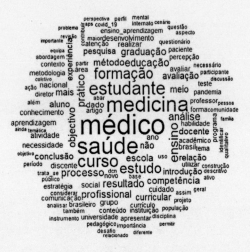

Fonte: os autores

A Figura 12, nuvem de palavras, demonstra que o modelo de formação já contempla o Médico como final do processo, não mais atribuindo ao mesmo o predicado de NOVO, e sim o postulando como consequência direta da formação do estudante de Medicina e direcionado já para a saúde em suas concepções modernas.

Figura 13 – Mapeamento dos assuntos que se relacionam nos resumos

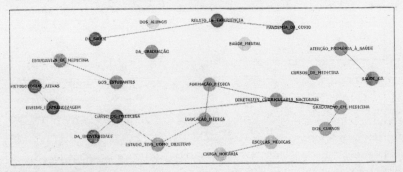

Fonte: os autores

Quadro 3 – Classificação Hierárquica Descendente (CHD) dos resumos durante e após a pandemia

Classe 1: Avaliação da Educação médica 26,59%	Classe 2: Metodologias de aprendizagem Médica 17,17%	Classe 3: Áreas de Atuação do Médico 19,94%	Classe 4: Reflexões sobre a Educação Médica 21,88%	Classe 5: Desafios Sociais e Políticos da Pandemia de Covid-19 14,4%
Questionário	qualitativo	primário	revisão	pandemia
Avaliar	entrevista	família	experiência	covid_19
Teste	compreensão	visita	sistemático	vulnerabilidade
Descritivo	categoria	domiciliar	elaboração	violência
Transversal	focal	internato	modo	desigualdade
estatística	temática	centro	artigo	racismo
médio	pesquisa	preceptor	crítica	visibilizadas
resultado	fala	município	forma	diversidade
avaliação	conteúdo	integração	busca	iniquidade
estudo	análise	atenção	relato	lgbti
método	falar	contribuição	científico	empobrecimento
variável	técnica	ensino_serviço	assim	desemprego
escore	abordagem	consulta	promoção	negro

Classe 1: Avaliação da Educação médica 26,59%	Classe 2: Metodologias de aprendizagem Médica 17,17%	Classe 3: Áreas de Atuação do Médico 19,94%	Classe 4: Reflexões sobre a Educação Médica 21,88%	Classe 5: Desafios Sociais e Políticos da Pandemia de Covid-19 14,4%
quantitativo	estudo	preceptoria	estratégico	equidade
instrumento	vínculo	unidade	narrativa	atentar
feminino	projeto	acolhimento	scielo	econômico
submeter	fundamentar	ensino_serviço_comunidade	propor	marginalizar
medicina	compreender		educativo	população
comparar	necessidade	mau	satisfatório	indígena
especialista	sentido	serviço	autônomo	abar
amostra	aprender	multiprofissional	protagonista	sociedade
validação	transcrição	parceria	of	pensar
geral	repensar	capacitação	fossar	reiterar
escala	fenômeno	percepção	recurso	debate
comparação	humanização	usf	atividade	tornar
diferença	teórico_prática	psicossocial	proposta	estrutural
maior	transcrever	concurso	permitir	lgbt
objectivo	currículo	interprofissionalidade	promover	povo
interno	roteiro	interprofissionais	final	rbem

Classe 1: Avaliação da Educação médica 26,59%	Classe 2: Metodologias de aprendizagem Médica 17,17%	Classe 3: Áreas de Atuação do Médico 19,94%	Classe 4: Reflexões sobre a Educação Médica 21,88%	Classe 5: Desafios Sociais e Políticos da Pandemia de Covid-19 14,4%
sexo	apontar	desafio	processo	sanitário
desempenho	identificado	básico	mentoria	realmente
período	enfrentar	comunidade	criativo	marginalização
mediano	sexualidade	aps	realidade	determinação
cronbach	concepção	notícia	atender	decorrência
qui_quadrado	objectivo	prévio	responsabilidade	criticamente
variar	teórico	complexidade	remoto	revista
não	como	terapêutico	formação	vulnerável
conclusão	coleta	paulo	avanço	isolamento
comitê	utilizou_se	hospital	contexto	diminuição
obter	semiestruturadas	equipa	mentor	problematizar
observou_se	possibilitar	supervisionar	mentoring	educador
alfa	trata_se	fortalecer	requisito	caminho
respectivamente	coletado	facilitador	envolvimento	olhar
significância	entendimento	singular	reorganizar	roda
sentir	sintoma	exercer	orientado	atual

Classe 1: Avaliação da Educação médica 26,59%	Classe 2: Metodologias de aprendizagem Médica 17,17%	Classe 3: Áreas de Atuação do Médico 19,94%	Classe 4: Reflexões sobre a Educação Médica 21,88%	Classe 5: Desafios Sociais e Políticos da Pandemia de Covid-19 14,4%
melhor	escolher	particular	junho	mulher
nível	bardin	ressalta_se	criatividade	paliativo
matriz	paulista	prontuário	bem-estar	semiologia
via	gravar	linguagem	encontrar	suplemento
nota	adotou_se	significad	publicar	especificamente
versão	dado		desenvolvimento	incremento
dado	intervir		vez	educandos
suicídio	goiás		movimento	democrático
coeficiente	áudio		estímulo	explicitar
metade	trajetória		par	sars_cov_2
longitudinal	socialmente		descritor	sexual
consistência	neve		próximo	vivenciar
mencionar	cobrança		execução	direito
predomínio	bola		pubmed	cuidado
conveniência	ajuda		lilacs	estudantil
superior	tema			

Classe 1: Avaliação da Educação médica 26,59%	Classe 2: Metodologias de aprendizagem Médica 17,17%	Classe 3: Áreas de Atuação do Médico 19,94%	Classe 4: Reflexões sobre a Educação Médica 21,88%	Classe 5: Desafios Sociais e Políticos da Pandemia de Covid-19 14,4%
introdução	método		apoio	viver
total	estabelecimento		resultar	expor
resposta	emergir		ensino_aprendizagem	ótica
frequência	dialógico		ética	graduar
correlação	desconhecimento		construir	crise
sociodemográfico	professor		ação	pautar
comportamento	pedagógico		próprio	digital
observacional	formação		didático	responsabilidade
mais	resultado		intervenção	oportunidade
verificar	vivência		inicialmente	remoto
privado	conhecimento		educação	acesso
analítico	investigar		novo	pessoa
tratamento	metodológico		prático	educação
obtido	participante		principal	compromisso
aluno	falta		utilizar	colocar
ano	olhar		como	ampliar
				determinant

Classe 1: Avaliação da Educação médica 26,59%	Classe 2: Metodologias de aprendizagem Médica 17,17%	Classe 3: Áreas de Atuação do Médico 19,94%	Classe 4: Reflexões sobre a Educação Médica 21,88%	Classe 5: Desafios Sociais e Políticos da Pandemia de Covid-19 14,4%
curso	desenvolvido		princípio	
apenas	relacionar		influenciar	
pontuação	lacuna		presencial	
confiabilidade	encontro		cultura	
validade	modalidade		apresentar	
pearson	grupo		tecnológico	
significativamente	dificuldade		estruturado	
preferência	limite		consolidação	
exato	semiestruturada		educar	
livre	fragilidade		rapidamente	
banco	campo		mensal	
perfil	aprendizagem		google	
semestre	identificação		efetividade	
identidade	diagnóstico		china	
distribuição	referencial		web	

Classe 1: Avaliação da Educação médica 26,59%	Classe 2: Metodologias de aprendizagem Médica 17,17%	Classe 3: Áreas de Atuação do Médico 19,94%	Classe 4: Reflexões sobre a Educação Médica 21,88%	Classe 5: Desafios Sociais e Políticos da Pandemia de Covid-19 14,4%
menor	construção		tutoria	
estatistico	realizar		só	
estatisticamente	preparo		subjetividade	
likert	descrição		percebe_se	
antes	proporcionar		padronização	
item	mesmo		nítido	
idade	exploratório		julho	
global	documental		incorporado	
validar	submetido		externo	
matricular	interpretação		espanhol	
entrevistado	extensionistas		enquadrar	
grau	diário		desejado	
taxa	categorização		cidadão	
significativo	carecer		bastar	

Classe 1: Avaliação da Educação médica 26,59%	Classe 2: Metodologias de aprendizagem Médica 17,17%	Classe 3: Áreas de Atuação do Médico 19,94%	Classe 4: Reflexões sobre a Educação Médica 21,88%	Classe 5: Desafios Sociais e Políticos da Pandemia de Covid-19 14,4%
acordo	lidar		amenizar	
graduação	permanente		acolher	
participar	saúde_doença		humano	
discente	cuidado		informação	
osce	teoria		digital	
aderência	integrar		autonomia	
homeopatia	e		ao	
proporção	identificar		ficar	
porcentagem	gênero		biblioteca	
renda	gerar		agente	
pallicomp	comunicação		regional	
student	percepção		periódico	
mensurar	integral		sessão	
categórico	procurar		limitação	

Classe 1: Avaliação da Educação médica 26,59%	Classe 2: Metodologias de aprendizagem Médica 17,17%	Classe 3: Áreas de Atuação do Médico 19,94%	Classe 4: Reflexões sobre a Educação Médica 21,88%	Classe 5: Desafios Sociais e Políticos da Pandemia de Covid-19 14,4%
índice	passo		implicar	
wilcoxon	sistematizar		divulgação	
pará	psicológico		abrangente	
fisher	lugar		transformador	
eficácia	dificultar		ressaltar	
e_mail	nordeste		intenso	
despeito	introdução		concernir	
situar	dar		bvs	
satisfazer	seguinte		and	
protocolo	contribuir		sistema	
parcial	diferente		sus	
medicinar	perspectiva		profissional	
facilidade	significado		eixo	
esclarecido	relevante		selecionar	
elevado	sobretudo		transformação	

Classe 1: Avaliação da Educação médica 26,59%	Classe 2: Metodologias de aprendizagem Médica 17,17%	Classe 3: Áreas de Atuação do Médico 19,94%	Classe 4: Reflexões sobre a Educação Médica 21,88%	Classe 5: Desafios Sociais e Políticos da Pandemia de Covid-19 14,4%
realizar	federal		internacional	
descrever	equipa		social	
baixo	humanidade		importante	
acadêmico	emergente		orientar	
menos	distância		federal	
aprovar	sugestão		aplicação	
aplicou_se	discurso		formar	
trata_se	ansiedade		maneira	
percentual	percebido		seguir	
prova	humanizado		qualificação	
distribuir	ouvir		necessitar	
anatomia	instituir		futuro	
hospitalar	anamnese		questão	
duração	analisar		critério	
consentimento	extensão		país	

Classe 1: Avaliação da Educação médica 26,59%	Classe 2: Metodologias de aprendizagem Médica 17,17%	Classe 3: Áreas de Atuação do Médico 19,94%	Classe 4: Reflexões sobre a Educação Médica 21,88%	Classe 5: Desafios Sociais e Políticos da Pandemia de Covid-19 14,4%
realizado	médico-paciente		único	
fonte	reconhecimento		incluir	
determinar	entender		envolver	
ppc	reconhecer		diretor	
administração	assim		acadêmico	
problema	emocional		discussão	
meio	sujeito		literatura	
utilização	atingir		participação	
positivo	aqui		apoiar	
mina	desenvolvimento		produzir	
central	prático		mundial	
existir	importância		desafio	
demonstrar	atendimento		termo	
aplicação	articulação		avaliativo	

Classe 1: Avaliação da Educação médica 26,59%	Classe 2: Metodologias de aprendizagem Médica 17,17%	Classe 3: Áreas de Atuação do Médico 19,94%	Classe 4: Reflexões sobre a Educação Médica 21,88%	Classe 5: Desafios Sociais e Políticos da Pandemia de Covid-19 14,4%
risco	diálogo		eguida	
segurança	ativo		planejar	
graduando	base		efeito	
representar	educacional		resolução	
ao	considerar		infra-estrutura	
paciente	humanista		direto	
analisar	interior		além	
análise	visão		foco	
sul	perceber		estimular	
eletrônico	trabalhador		compartilhar	
software	prevalência		área	
negativo	envelhecimento		componente	
verificou_se	raça		possuir	
região	classificação		capacidade	

Classe 1: Avaliação da Educação médica 26,59%	Classe 2: Metodologias de aprendizagem Médica 17,17%	Classe 3: Áreas de Atuação do Médico 19,94%	Classe 4: Reflexões sobre a Educação Médica 21,88%	Classe 5: Desafios Sociais e Políticos da Pandemia de Covid-19 14,4%
aplicar	apreensão		spolitico	
estudar	sistematização		espaço	
fator	reorientação		objetivo	
clínica	discrepância		meio	
satisfação	capacitado		nacional	
fornecer	vivo		plataforma	
avançado	visível		turma	
urgência	universo		iniciativa	
homem	quali_quantitativo		existente	
falha	proposição		coordenador	
escasso	promotor		conselho	
eficaz	probabilístico		manuscrito	
convidado	praticar		estruturação	
conter	potência		ensaio	
concluir	mão		quase	

Classe 1: Avaliação da Educação médica 26,59%	Classe 2: Metodologias de aprendizagem Médica 17,17%	Classe 3: Áreas de Atuação do Médico 19,94%	Classe 4: Reflexões sobre a Educação Médica 21,88%	Classe 5: Desafios Sociais e Políticos da Pandemia de Covid-19 14,4%
centro_oeste	minoria		mídia	
evolução	milhão		jovem	
tp	livro		tornaram_se	
cp	incidência		sucesso	
abp	fácil		recuperação	
preconceito	formulação		facilitar	
cirúrgico	fez_se		conceitual	
secundário	examinar		buscou_se	
visual	enxergar		abril	
sudeste	entendido		pesquisar	
informar	divergência		e	
delphi	diagnosticar		graduação	
aprovação	decorrente		potencialidade	
predominar	cunho		distanciamento	

Classe 1: Avaliação da Educação médica 26,59%	Classe 2: Metodologias de aprendizagem Médica 17,17%	Classe 3: Áreas de Atuação do Médico 19,94%	Classe 4: Reflexões sobre a Educação Médica 21,88%	Classe 5: Desafios Sociais e Políticos da Pandemia de Covid-19 14,4%
síntese	crença		recorrente	
somar	conseguir		noção	
respondente	compaixão		março	
permanecer	colaborar		coerência	
mensagem	antirracista		capacitar	
exclusivo	possível		significar	
evolutivo	população		reunião	
consequente	estudante		exclusão	
assertiva	habilidade		dedicar	
amostragem	exame		gestão	
analisado	característica		formativo	
exame	foco		tradicional	
mulher	revelar		política	
familiar	sofrimento		envolvido	
sala	objetivar		valorizar	

Classe 1: Avaliação da Educação médica 26,59%	Classe 2: Metodologias de aprendizagem Médica 17,17%	Classe 3: Áreas de Atuação do Médico 19,94%	Classe 4: Reflexões sobre a Educação Médica 21,88%	Classe 5: Desafios Sociais e Políticos da Pandemia de Covid-19 14,4%
possuir	interdisciplinar		mais	
estudante	formal		pedagógico	
aula	coerente		programa	
indicar	reforçar		motivação	
participante	efetivo		autor	
mental	demanda		década	
mostrar	específico		formal	
responder	diante		seguro	
associação	meio		finalidade	
on_line	nacional		estratégia	
muito	oferta		organização	
tomar	transição		base	
relação	setor		visar	
obrigatório	referir		uso	
dividir	arte		produção	

Classe 1: Avaliação da Educação médica 26,59%	Classe 2: Metodologias de aprendizagem Médica 17,17%	Classe 3: Áreas de Atuação do Médico 19,94%	Classe 4: Reflexões sobre a Educação Médica 21,88%	Classe 5: Desafios Sociais e Políticos da Pandemia de Covid-19 14,4%
brasileiro	fomentar		discutir	
utilizou_se	escassez		profissão	
realizou_se	visibilidade		capaz	
apresentar	sobrecarga		humanista	
coleta	resistência		mínimo	
ferramenta	razão		plano	
quando	provocar		saber	
quarto	achado		implementação	
alto	sociocultural		contribuir	
progresso	repercussão		número	
aumento	optativo		comunidade	
existência	indispensável		escolha	
evento	explorar		treinamento	
manter	enfatizar		continuar	
implementar	atributo		troca	

Classe 1: Avaliação da Educação médica 26,59%	Classe 2: Metodologias de aprendizagem Médica 17,17%	Classe 3: Áreas de Atuação do Médico 19,94%	Classe 4: Reflexões sobre a Educação Médica 21,88%	Classe 5: Desafios Sociais e Políticos da Pandemia de Covid-19 14,4%
valorização	agrupar		cumprir	
comum	fase		objeto	
caracterizar	ético		ingresso	
adoção	respeito		contemporâneo	
utilizaram_se	conclusão		potencial	
sugere_se	relação		fundamento	
privilegiar	momento		ensinoaprendizagem	
auxílio	físico		condução	
instituição	realizou_se		assegurar	
número	tender		acompanhar	
vir	buscar		diverso	
basear	município		necessário	
exploratório	série		ativo	
tender	elemento		aula	
baseado	universitário		já	
pesquisa	terapêutico		reflexivo	

Classe 1: Avaliação da Educação médica 26,59%	Classe 2: Metodologias de aprendizagem Médica 17,17%	Classe 3: Áreas de Atuação do Médico 19,94%	Classe 4: Reflexões sobre a Educação Médica 21,88%	Classe 5: Desafios Sociais e Políticos da Pandemia de Covid-19 14,4%
metodologia	requerer		indivíduo	
ofertar	paulo		criar	
terapia	narrativo		escola	
masculino	superar		integrativo	
simulação	especial		mediar	
positivamente	curso		compromisso	
recomendar	faculdade		colaborativo	
enfoque	médico		requerer	
depois	aspecto		alcançar	
tanger	pessoa		especial	
semiestruturado	papel		coletivo	
predominantemente	rede		relacionado	
nunca	embora		atuar	
formulário	levar		virtual	
discordância	competência		conjunto	
descrito	universidade		docente	

Classe 1: Avaliação da Educação médica 26,59%	Classe 2: Metodologias de aprendizagem Médica 17,17%	Classe 3: Áreas de Atuação do Médico 19,94%	Classe 4: Reflexões sobre a Educação Médica 21,88%	Classe 5: Desafios Sociais e Políticos da Pandemia de Covid-19 14,4%
cercar	direcionar		ético	
aperfeiçoamento	programático		exercício	
alternativa	norteador		ciência	
alinhamento	fortalecer		cotidiano	
integrativo	seleção		desenvolver	
afirmar	pensamento		possível	
apresentado	constante		bem	
adequação	atribuir		tecnologia	
ciência	articular		cenário	
natureza	partir		curricular	
empatia	aprender		obstetrícia	
virtual	profissional		ginecologia	
complementar	estratégia		medical	
cirurgia	formador		janeiro	

Classe 1: Avaliação da Educação médica 26,59%	Classe 2: Metodologias de aprendizagem Médica 17,17%	Classe 3: Áreas de Atuação do Médico 19,94%	Classe 4: Reflexões sobre a Educação Médica 21,88%	Classe 5: Desafios Sociais e Políticos da Pandemia de Covid-19 14,4%
transtorno	intenção		século	
revalidar	subsídio		reestruturação	
consórcio	patologia		recente	
porcento	constituição		estudantil	
desejável	biomédico		vigência	
tendência	ênfase		solução	
performance	tutor		vincular	
parâmetro	resumo		rotina	
inquérito	profissionalismo		referido	
estadual	leitura		panorama	
solicitar	interferir		medline	
quantidade	garantia		liberdade	
ministrar	financeiro		figura	
frequentar	desencontro		cognitivo	

Classe 1: Avaliação da Educação médica 26,59%	Classe 2: Metodologias de aprendizagem Médica 17,17%	Classe 3: Áreas de Atuação do Médico 19,94%	Classe 4: Reflexões sobre a Educação Médica 21,88%	Classe 5: Desafios Sociais e Políticos da Pandemia de Covid-19 14,4%
excelente	colega		bibliográfico	
ementa	abertura		íntegro	
educational	viável		inspirar	
desconhecer	tutorial		graduar	
concordância	romper		engajamento	
autoaprendizagem	remeter		consequência	
através	questionar		competência	
aprofundamento	qualificado		doença	
aceitar	porque		importância	
válido	oportunizar		dimensão	
variado	localizar		demanda	
transmitir	integrador		reflexão	
suprir	insucesso		campo	
subtemas	inerente		associado	
sinal	ii		produto	

Classe 1: Avaliação da Educação médica 26,59%	Classe 2: Metodologias de aprendizagem Médica 17,17%	Classe 3: Áreas de Atuação do Médico 19,94%	Classe 4: Reflexões sobre a Educação Médica 21,88%	Classe 5: Desafios Sociais e Políticos da Pandemia de Covid-19 14,4%
respectivo	expressão		sujeito	
queda	evitar		parecer	
quanti_qualitativo	empírico		organizar	
preencher	disparidade		incentivar	
particularmente	diminuir		deixar	
norma	dialogar		congresso	
mecanismo	consideração		responsável	
manifestar	conquistar		referência	
legal	assumir		propósito	
learning	alagoas		prevenção	
indicação	clínico		modificação	
independente	capacitação		inglês	
idioma	elaborar		impactar	
gráfico	contemplar		diretamente	
favorável	constituir		rede	

Classe 1: Avaliação da Educação médica 26, 59%	Classe 2: Metodologias de aprendizagem Médica 17, 17%	Classe 3: Áreas de Atuação do Médico 19, 94%	Classe 4: Reflexões sobre a Educação Médica: 21, 88%	Classe 5: Desafios Sociais e Políticos da Pandemia de Covid-19 14, 4%
faixa	associar		interesse	
experts	texto		relevante	
excluido	dentro		tomar	
etário	acesso		relevância	
estressante	impacto		individual	
entregar	criar		estabelecer	
englobar	capacidade		aberto	
embasar	processo		surgir	
eficiente	receber		egresso	
education	bom		acompanhamento	
dor	trazer		local	
discriminação	orientar		elaborar	
coordenado	técnico		garantir	
constrangimento	sujeitar		caráter	

Classe 1: Avaliação da Educação médica 26,59%	Classe 2: Metodologias de aprendizagem Médica 17,17%	Classe 3: Áreas de Atuação do Médico 19,94%	Classe 4: Reflexões sobre a Educação Médica 21,88%	Classe 5: Desafios Sociais e Políticos da Pandemia de Covid-19 14,4%
constatar	conduzir		passar	
confiante	docente		corpo	
concordar	disciplina		amplo	
bilateral	ao		consistir	
autoavaliação	mudança		educacional	
atualizar	situação		específico	
acessibilidade	ação		serviço	
atuação	educação		oportunidade	
atitude	ponto		diante	
observar	curricular		conhecimento	
emergência	permitir		moral	
sexual	próprio		tic	
incorporar	protagonismo		gestor	
corroborar	adoecimento		oms	
apontado	preciso		oficial	
qualificar	observação		capes	

Classe 1: Avaliação da Educação médica 26, 59%	Classe 2: Metodologias de aprendizagem Médica 17, 17%	Classe 3: Áreas de Atuação do Médico 19, 94%	Classe 4: Reflexões sobre a Educação Médica 21, 88%	Classe 5: Desafios Sociais e Políticos da Pandemia de Covid-19 14, 4%
posteriormente como brasil evidenciar definir constituir publicação objetivo	apontado pressuposto utilizar empatia material eixo alto precisar pergunta aproximação unidade atuação fundamental diretor		xxi verificação torno puc prejuízo conferir pilar monitoramento listar gerenciamento exclusivamente especializado emergencial elegível	

Classe 1: Avaliação da Educação médica 26,59%	Classe 2: Metodologias de aprendizagem Médica 17,17%	Classe 3: Áreas de Atuação do Médico 19,94%	Classe 4: Reflexões sobre a Educação Médica 21,88%	Classe 5: Desafios Sociais e Políticos da Pandemia de Covid-19 14,4%
	metodologia ensino_aprendizagem saúde clinica conceito conhecer produção refletir presente		confiável composto variedade universal síncrono superação sintetizar separado seguido salientar reunir requerido redação psicologia proteção prisma	

Classe 1: Avaliação da Educação médica 26,59%	Classe 2: Metodologias de aprendizagem Médica 17,17%	Classe 3: Áreas de Atuação do Médico 19,94%	Classe 4: Reflexões sobre a Educação Médica 21,88%	Classe 5: Desafios Sociais e Políticos da Pandemia de Covid-19 14,4%
			prever pressupor preocupação passado partida oculto observa_se maio maguerez letivo laboratório justiça internacionalmente inteiro institucionalizar finalizar	

Classe 1: Avaliação da Educação médica 26,59%	Classe 2: Metodologias de aprendizagem Médica 17,17%	Classe 3: Áreas de Atuação do Médico 19,94%	Classe 4: Reflexões sobre a Educação Médica 21,88%	Classe 5: Desafios Sociais e Políticos da Pandemia de Covid-19 14,4%
			fevereiro exploração evaluation estimativa encontra_se destacam_se delimitar definido debatido data corresponsabilidade coronavírus cooperação contrapartida consecutivo concretização	

Classe 1: Avaliação da Educação médica 26,59%	Classe 2: Metodologias de aprendizagem Médica 17,17%	Classe 3: Áreas de Atuação do Médico 19,94%	Classe 4: Reflexões sobre a Educação Médica 21,88%	Classe 5: Desafios Sociais e Políticos da Pandemia de Covid-19 14,4%
			combinar citar chamado atualmente assincrono assessment arco amplamente ambulatório alinhar alfena agregar adolescente adicionalmente ademais aspecto	

Classe 1: Avaliação da Educação médica 26,59%	Classe 2: Metodologias de aprendizagem Médica 17,17%	Classe 3: Áreas de Atuação do Médico 19,94%	Classe 4: Reflexões sobre a Educação Médica 21,88%	Classe 5: Desafios Sociais e Políticos da Pandemia de Covid-19 14,4%
			inserção saúde instituição dcn reconhecer institucional ensino atitude médico necessidade trazer destacar técnico diálogo atual	

Classe 1: Avaliação da Educação médica 26,59%	Classe 2: Metodologias de aprendizagen Médica 17,17%	Classe 3: Áreas de Atuação do Médico 19,94%	Classe 4: Reflexões sobre a Educação Médica 21,88%	Classe 5: Desafios Sociais e Políticos da Pandemia de Covid-19 14,4%
			âmbito criação conduzir suporte aproximação demais pediatria expectativa consenso colaboração interpessoal português dezembro contextualizar interprofissional geração	

Classe 1: Avaliação da Educação médica 26,59%	Classe 2: Metodologias de aprendizagem Médica 17,17%	Classe 3: Áreas de Atuação do Médico 19,94%	Classe 4: Reflexões sobre a Educação Médica 21,88%	Classe 5: Desafios Sociais e Políticos da Pandemia de Covid-19 14,4%
			estresse denominar acontecer liderança investigação confirmar caber avaliador alcance sociocultural servir luz inúmero executar comprometido ausência	

Classe 1: Avaliação da Educação médica 26,59%	Classe 2: Metodologias de aprendizagem Médica 17,17%	Classe 3: Áreas de Atuação do Médico 19,94%	Classe 4: Reflexões sobre a Educação Médica 21,88%	Classe 5: Desafios Sociais e Políticos da Pandemia de Covid-19 14,4%
			aprendizagem pautar ampliação exemplo pesquisador respeitar coerente consonância aprendizado brasileiro considerar possibilitar interação encontro	

Classe 1: Avaliação da Educação médica 26,59%	Classe 2: Metodologias de aprendizagem Médica 17,17%	Classe 3: Áreas de Atuação do Médico 19,94%	Classe 4: Reflexões sobre a Educação Médica 21,88%	Classe 5: Desafios Sociais e Políticos da Pandemia de Covid-19 14,4%
			nserir gerar compor aluno abordar grande contar também não generalista pessoal início crítico respeito	

Classe 1: Avaliação da Educação médica 26,59%	Classe 2: Metodologias de aprendizagem Médica 17,17%	Classe 3: Áreas de Atuação do Médico 19,94%	Classe 4: Reflexões sobre a Educação Médica 21,88%	Classe 5: Desafios Sociais e Políticos da Pandemia de Covid-19 14,4%
			isuperior ocorrer decisão conclusão	
*resumo_140[6]	*resumo_66	*resumo_51	*resumo_156	*resumo_94
*resumo_146	*resumo_38	*resumo_65	*resumo_145	*resumo_68
*resumo_148	*resumo_108	*resumo_92	*resumo_57	*resumo_95
*resumo_132	*resumo_193	*resumo_19	*resumo_89	*resumo_98
*resumo_64	*resumo_23	*resumo_10	*resumo_77	*resumo_104
*resumo_162	*resumo_153	*resumo_192	*resumo_76	*resumo_102
*resumo_85	*resumo_127	*resumo_172	*resumo_117	*resumo_100
*resumo_88	*resumo_114	*resumo_26	*resumo_195	*resumo_101
*resumo_71	*resumo_40	*resumo_29	*resumo_170	*resumo_142
*resumo_110		*resumo_180	*resumo_175	*resumo_143

[6] Metadado acerca dos resumos que compõem a classe.

Classe 1: Avaliação da Educação médica 26,59%	Classe 2: Metodologias de aprendizagem Médica 17,17%	Classe 3: Áreas de Atuação do Médico 19,94%	Classe 4: Reflexões sobre a Educação Médica 21,88%	Classe 5: Desafios Sociais e Políticos da Pandemia de Covid-19 14,4%
*resumo_112		*resumo_128	*resumo_123	*resumo_147
*resumo_107		*resumo_152	*resumo_125	*resumo_144
*resumo_15		*resumo_16	*resumo_159	*resumo_50
*resumo_11		*resumo_161	*resumo_158	*resumo_137
*resumo_196		*resumo_167	*resumo_48	*resumo_134
*resumo_198			*resumo_124	*resumo_67
*resumo_178			*resumo_113	*resumo_61
*resumo_126			*resumo_191	*resumo_69
*resumo_184			*resumo_171	*resumo_9
*resumo_182			*resumo_189	*resumo_78
*resumo_183			*resumo_160	*resumo_74
*resumo_181			*resumo_41	*resumo_97
*resumo_169			*resumo_36	*resumo_96
*resumo_32				*resumo_105
*resumo_129				*resumo_103

Classe 1: Avaliação da Educação médica 26,59%	Classe 2: Metodologias de aprendizagem Médica 17,17%	Classe 3: Áreas de Atuação do Médico 19,94%	Classe 4: Reflexões sobre a Educação Médica 21,88%	Classe 5: Desafios Sociais e Políticos da Pandemia de Covid-19 14,4%
*resumo_46 *resumo_151 *resumo_42 *resumo_47 *resumo_60 *resumo_3 *resumo_73 *resumo_13 *resumo_199 *resumo_27 *resumo_37 *resumo_31 *resumo_45				*resumo_190 *resumo_194 *resumo_119 *resumo_179 *resumo_173 *resumo_177 *resumo_99 *resumo_118 *resumo_187 *resumo_188 *resumo_163 *resumo_165 *resumo_33 *resumo_43 *resumo_44

Fonte: os autores

O Quadro 2, Classificação Hierárquica Descendente (CHD) dos resumos das produções analisadas, demonstra visualmente que ocorreu mudança de paradigma tanto educacional quanto profissional da Medicina, sendo posta uma nova realidade educacional durante a pandemia, bem como em consequência direta dessa e do isolamento social, emerge novos meios de educação, tais como a remota, bem como é iniciada a atuação profissional via Telemedicina.

Classe 1: Avaliação da Educação médica

Essa classe apresenta uma variedade de termos que estão relacionados a processos de avaliação, estatística e estudo. Há também termos relacionados à medicina, comportamento, educação, sociodemográficos, entre outros. Muitos desses termos são técnicos e específicos de suas áreas de conhecimento, como Cronbach, Qui-Quadrado e Pallicomp.

Essa classe traduz a intenção de se avaliar tanto o processo de formação do estudante de medicina, quanto o resultado educacional final, o profissional Médico egresso como generalista. Podemos entender que esse processo se inicia como consequente a uma evolução profissional e educacional contínua, em termos contemporâneos apresentando como marcos legais as DCN de 2011 e 2014, com importantes direcionamentos do objetivo educacional a ser atingido no processo de formação do Médico Generalista, porém é fundamental entender que esse processo não se inicia nesses marcos temporais, sendo contínuos conforme foram evoluindo os conceitos profissionais médicos e também educacionais, ainda apresentando como momento de intensa mudança de cenário a crise sanitária causada pela Covid-19, que interage de maneira importante na saúde e na educação pelo isolamento social, entre outros, no momento seguinte ao marco legal de implementação das DCN 2014 em todo o território Nacional. Visualmente as mudanças impostas à educação médica levam a uma cisão desse processo de avaliação, tamanho o impacto causado no processo evolutivo do mesmo.

Figura 14 – Grafo da classe Avaliação da Educação médica

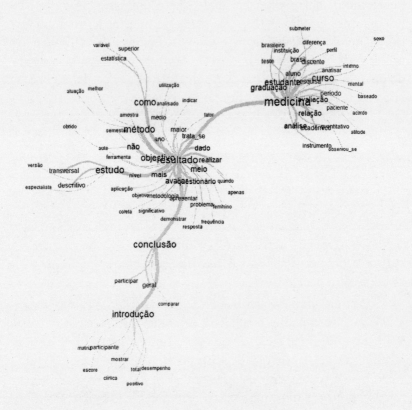

Fonte: os autores

Classe 2: Metodologias de aprendizagem Médica

Essa classe é composta principalmente por termos relacionados à pesquisa, ao estudo e à análise. Ela inclui verbos como "compreender", "fundamentar" e "realizar", bem como substantivos como "entrevista", "análise", "projeto" e "pesquisa".

Mostrando a grande importância de se entender como analisar o processo educacional da Medicina, o processo sendo abrangente e imerso em variáveis múltiplas que necessitam de mais de uma abordagem para o seu entendimento e análise. Demonstrando a necessidade mais voltada às ciências sociais e humanas, do que exatas, e muitas vezes até se distanciando de análises biológicas a fim de demonstrar as complexidades das interações na Educação Médica, necessitando de triangulação para avançar no entendimento do processo educacional.

Figura 15 – Grafo da classe Metodologias de aprendizagem Médica

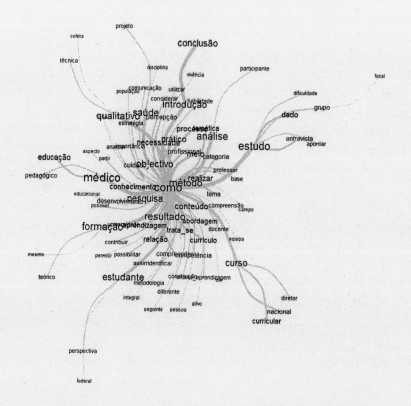

Fonte: os autores

Classe 3: Áreas de Atuação do Médico

Essa classe contém termos relacionados a áreas como saúde, educação, administração pública, entre outras. A maioria desses termos é bastante específica e possui significados técnicos, o que indica que eles são mais utilizados em contextos profissionais ou acadêmicos, sobretudo na atenção primária em saúde.

Esse classe se mostra mais técnica, voltando a discussão para o aspecto de que o objetivo final da Educação Médica é formar um profissional para sua atuação imediata na atenção básica da saúde, em suas diferentes frentes de trabalho como Unidades Básicas de Saúde, Pronto Atendimento, claramente lastreando uma formação geral e focada nas necessidades e demandas sociais para com o profissional médico egresso da faculdade de medicina, longe de um projeto de especialização precoce ou de alta complexidade. Conduzindo a uma formação em sua graduação, já alicerçada nas competências necessárias para imediata atuação profissional; e não como uma formação de simples acesso à especialização.

Ocorre a inovação do atendimento remoto, com a Telemedicina assumindo posição de destaque durante o enfrentamento do isolamento social, bem como do atendimento às vítimas de Covid-19. Posteriormente, de um processo de enfrentamento, passa a ser inovador meio de atendimento médico com mudanças legais que a tornaram acessível a toda população.

Figura 16 – Grafo da classe Áreas de Atuação do Médico

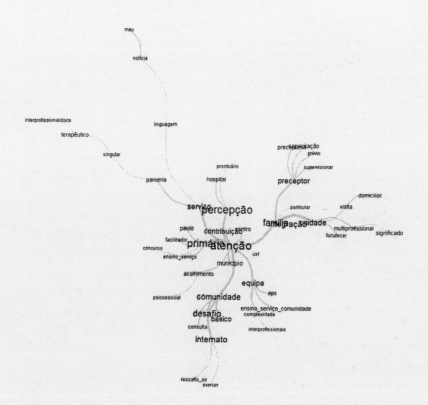

Fonte: os autores

Classe 4: Reflexões sobre a Educação Médica

Alguns dos termos se referem a conceitos ou práticas relacionadas à educação e à pesquisa, como "educativo", "científico", "ensino-aprendizagem", "mentoria", "biblioteca" e "publicar". Outros termos parecem estar relacionados a estratégias ou ações em geral, como "promoção", "busca", "processo" e "promover". Há ainda termos que se referem a características ou atributos, como "satisfatório", "autônomo" e "criativo". Fazendo referência ao necessário processo pedagógico para a Educação Médica, a fim de levar uma formação centrada na futura atuação profissional capaz de atender as demandas sociais de saúde da população, assim ambientado em cenários de atuação real de futuro profissional Médico.

A evolução da resposta da Educação Médica para as demandas sociais causadas pela pandemia e isolamento social, inova em diversos aspectos ainda não anteriormente acessíveis à medicina, mas que anteriormente já estavam em uso em outras formações. A principal seria a aula remota, modalidade a distância que permitiu o seguimento dos estudos, em todos os níveis, durante o período de maior isolamento social. O que repercute diretamente no que consideramos como adequado e possível na formação médica.

O ciclo do internato apresentou grande diferencial, devido ao risco biológico, bem como a necessidade de fornecimento de mão de obra adequada para o enfrentamento do agressor biológico, com diferentes estratégias, podemos pontuar como mudança do calendário letivo e redução da carga horaria do estágio.

Figura 17 – Grafo da classe Reflexões sobre a Educação Médica

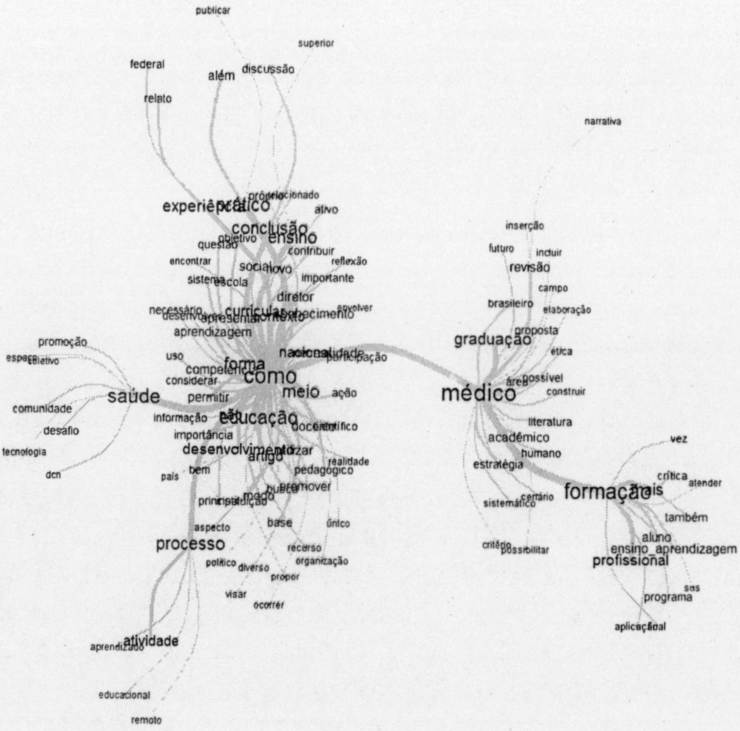

Fonte: os autores

Classe 5: Desafios Sociais e Políticos da Pandemia de Covid-19

Essa classe de palavras tem como tema central a discussão de questões sociais e políticas relacionadas à pandemia de Covid-19 e suas consequências. Os termos refletem preocupações com a vulnerabilidade, violência, desigualdade, racismo, diversidade, iniquidade, empobrecimento, desemprego, marginalização, determinação, decorrência e responsabilidade, entre outras.

Maior desafio sanitário contemporâneo, com consequências sociais, culturais e na saúde ainda não experimentadas pela geração atual. As mudanças alavancadas em sua consequência em muito ultrapassam a dimensão de saúde e da medicina, tendo modificado toda a estrutura social, bem como o comportamento humano, com intensa agressão psíquica causada pelo real risco biológico gerado pelo vírus emergente, bem como sofrimento devido ao isolamento social.

É correto entender esse período como o maior desafio sanitário recente, com o socorro às vítimas da pandemia de Covid-19. Um vírus que se tornou agressor biológico emergente, que rapidamente evoluiu de um mero item midiático para se tornar uma doença infectocontagiosa de repercussões médico-hospitalares e também sociais ainda não vivenciadas em nossa realidade de trabalho como profissionais de saúde.

A partir de informações do Ministério da Saúde (2021), devido à pandemia de Covid-19 declarada pela OMS, em 11 de março de 2020, infectados com o vírus emergente (SARS-CoV-2) necessitam de uma assistência qualificada e em tempo oportuno, pois podem apresentar comprometimentos dentro de seu espectro clínico, desde as pessoas assintomáticas até aquelas com manifestações mais severas da doença. A virose emergente chama a atenção pela velocidade de disseminação, dificuldade para contenção e também pela sua eventual gravidade. Sendo fundamental o provimento de infraestrutura com recursos humanos, equipamentos e suprimentos adequados, além da organização apropriada da força de trabalho, fundamentada no apoio técnico aos profissionais envolvidos em seu enfrentamento.

O marco temporal de reconhecimento do novo desafio sanitário, deu-se em novembro de 2019, inicialmente com o relato de um surto de doença respiratória, causado pelo novo Coronavírus (SARS-CoV-2), detectado na cidade Chinesa de Wuhan. No bimestre posterior, ocorreu a confirmação de milhares de casos da doença por ele causada, com grande número de vítimas fatais. Consideramos que a partir já de março de 2020, esse novo coronavírus disseminou-se para mais de uma centena de países, continuando a causar doença respiratória e grande quantidade de óbitos, principalmente em grupos de risco como idosos, gestantes, imunodeprimidos e portadores de doenças crônicas. Anteriormente, existem relatos de outras duas epidemias anteriores de coronavírus — SARS e MERS, com as quais a Covid-19 apresenta similaridades.

Contudo a pandemia de Covid-19 chama a atenção pela rapidez de disseminação, bem como pela severidade, além das dificuldades para contenção, tanto que a Organização Mundial da Saúde (OMS) declarou pandemia pelo novo coronavírus em 11 de março de 2020, com enormes esforços para conter a doença e minimizar sua letalidade. No Brasil, em 22 de janeiro de 2020, foi ativado o Centro de Operações de Emergências em Saúde Pública para o novo coronavírus (Covid-19), estratégia prevista no Plano Nacional de Resposta às Emergências em Saúde Pública do Ministério da Saúde (Brasil, 2021; Conitec, 2021).

Ainda segundo Brasil (2021), a infecção pelo SARS-CoV-2 demonstrou uma enorme variação de apresentação e evolução, com casos assintomáticos, manifestações clínicas leves como um simples resfriado, até quadros de insuficiência respiratória franca, choque e disfunção de múltiplos órgãos, sendo muito importante a avaliação médica constante aos sinais e sintomas que indicam piora clínica exigindo a hospitalização do paciente. Inclusive para leito com capacidade de suporte vital.

Figura 18 – Grafo da classe Desafios Sociais e Políticos da Pandemia de Covid-19

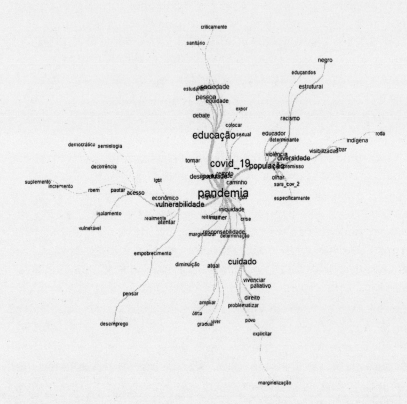

Fonte: os autores

Figura 19 – Dendrograma dos resumos das produções durante e após a pandemia

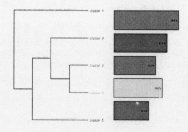

Fonte: os autores

A Agressão Biológica pela Covid-19 na dimensão da Educação Médica

Como descrito anteriormente, a *coronavirus disease 2019* (Covid-19) é uma doença ocasionada por um coronavírus, causador da síndrome respiratória aguda grave 2 (*severe acute respiratory syndrome coronavirus 2* – Sars-CoV-2). Tendo seu início em Wuhan, na China, nos meados de dezembro de 2019, onde inicialmente a transmissão do Sars-CoV-2 de humanos para humanos foi confirmada, e rapidamente se propagou pelos cinco continentes, para se tornar o maior desafio sanitário recente, ocorre no Brasil o reconhecimento de um agressor biológico emergente, que rapidamente passou de um mero item midiático, para o principal determinante social, devido às repercussões médico-hospitalares, até então não vivenciadas em nossa realidade.

Logo após o reconhecimento do novo desafio sanitário, que se deu em novembro de 2019, inicialmente com o relato de um surto de doença respiratória, causado pelo novo coronavírus (SARS-CoV-2), como anteriormente explicado, na cidade de Wuhan, na China. Nos dois meses subsequentes, ocorreu a confirmação de milhares de casos da doença por ele causada, com grande número de vítimas fatais. Estudantes internos de Medicina também se encontraram como protagonistas desse cenário e foram afetados no desempenho de seus papéis (Andrade *et al.*, 2021).

Sendo que o distanciamento social foi considerado medida profilática inicial mais efetiva, para se criar a janela de oportunidade do enfretamento da doença, o que levou à necessidade de reavaliação acelerada do processo de ensino-aprendizagem, visto que o distanciamento social obrigou estudantes de medicina a adotarem tecnologias da informação e comunicação (TIC) para continuarem com a rotina de estudos. No entanto, devemos entender que a metodologia de ensinar e aprender, denominada *homeschooling*, pode influenciar na formação de estudantes de medicina, o mesmo sendo anteriormente vetado à graduação em medicina. As estratégias de ensino remoto são importantes meios de contenção dos efeitos do distanciamento social; no entanto, as evidências sugerem que inúmeras lacunas serão criadas sem a interação professor-estudante de medicina (Gomes *et al.*, 2020).

O Ministério da Educação publicou, em 9 de abril de 2020, a Portaria nº 383, que autorizou a antecipação da formatura para estudantes de várias áreas da saúde, incluindo Medicina, para se juntarem aos esforços após a antecipação de formatura, com os novos médicos contribuindo para aliviar a pressão imposta pela falta de profissionais e promover um melhor cuidado aos pacientes durante a pandemia (Almeida *et al.*, 2021).

Na atual sociedade digital, que alterou a maneira de se obter informações, as mesmas são tão rápidas e destrutivas quanto a doença pandêmica (Covid-19), com a propagação de inverdades, acarretando muitas mortes. Demonstrando que intervenções contra a desinformação são hoje um dos maiores desafios para o setor de saúde (Figueiredo *et al.*, 2022).

Mesmo considerando a situação anterior à emergência do agressor biológico que causou a pandemia, o processo de ensino-aprendizagem passou por grandes mudanças tecnológicas ao longo das décadas, com importante impacto nos cursos de Medicina. Uma dessas mudanças foi o uso dos ambientes virtuais de aprendizagem (AVA), que teve acelerado seu processo de utilização (Campos *et al.*, 2022).

A pandemia da Covid-19 trouxe inovação nos desafios educacionais nas instituições de ensino superior (IES) de todos os países, cabendo em nossa análise o panorama brasileiro, onde destacou-se a necessidade de reestruturação do processo de ensino-aprendizagem, para permitir aquisição real de conhecimentos, pelos estudantes de medicina, bem como o desenvolvimento de métodos de estudo para se tolerar a inovação do ensino remoto emergencial (ERE). Tornando-se um novo contexto para o ensino superior no Brasil, com as instituições de ensino superior (IES) passando a implementar o ensino remoto nas atividades teórico-cognitivas, ampliando o uso das tecnologias digitais no processo de ensino-aprendizagem. Os alunos necessitando reformular conteúdos, para adaptar suas aulas presenciais para plataformas on-line com o emprego das Tecnologias Digitais da Informação e Comunicação (TDIC) (Pereira, 2022). Consequente às medidas de distanciamento físico, e de interrupção de atividades educacionais presenciais a nível mundial, as instituições de ensino vivenciaram mudanças drásticas em suas atividades, com a necessidade de rápida adaptação na tentativa de atenuar os impactos da pandemia no ensino. O uso de ferramentas digitais como plataformas virtuais e o acesso remoto (síncronos e assíncronos) foram algumas das estratégias amplamente utilizadas para dar seguimento à formação, agora limitada pela imposição de distanciamento social (Silva *et al.*, 2022).

Para o curso de Medicina, as relações humanas são de extrema relevância na construção do conhecimento e no estabelecimento de uma boa inter-relação, que irá também evoluir para a de médico-paciente. A prática médica requer mais do que conhecimento técnico, pois necessita de habilidades que possibilitem um cuidado humanizado e integral. Essas habilidades são fundamentais à sociedade, o que fundamenta a necessidade de contato humano como parte *sine qua non* na formação médica. A fragilidade psicossocial provocada pela pandemia da Covid-19, mostra-se como o maior exemplo contemporâneo da necessidade de um médico humanizado e com ampla capacidade de interação com o paciente/família (Gomes, 2020).

As IES com cursos de Medicina acataram às recomendações do Ministério da Educação (MEC), com os professores tendo prazo de poucos meses para se adaptarem ao novo momento, o que constituiu um grande desafio. Muitas dúvidas, temores e incertezas permearam essa nova jornada estudantil, em que os alunos externavam suas dificuldades e inquietudes (Pereira; Aarão; Furlaneto, 2022). Observou-se relatos de sentimentos ambivalentes, com internos de Medicina desejando ajudar, bem como reconhecendo a importância de sua contribuição naquele momento complexo da saúde, mas com insegurança com a situação crítica decorrente da pandemia, com receios acerca da segurança pessoal e familiar, notadamente pela escassez de equipamentos de proteção individual (EPI) (Andrade, 2012).

Assim, no ano de 2020, medidas de distanciamento social impostas para combater a pandemia causaram inédito impacto nas relações que os indivíduos mantêm entre si e com os espaços onde interagem. Sendo que na fase de progressão epidêmica, quase todas as atividades presenciais migraram para o ambiente virtual de forma brusca e heterogênea, com algumas atividades funcionando de forma razoável, ao passo que outras não foram tão bem adaptadas (Cruz *et al.*, 2022). Sendo que as estratégias pedagógicas para a educação médica durante a pandemia da Covid-19 foram centradas no ensino remoto, com a utilização de plataformas digitais de educação a distância por meio da internet e da tecnologia. A literatura reconheceu a necessidade de envolvimento dos professores com o processo pedagógico, o planejamento das atividades e a identificação das plataformas digitais apropriadas para essa nova realidade educacional (Santos *et al.*, 2020).

No Brasil, a substituição das aulas presenciais por aulas remotas durante a pandemia ocorreu por determinação do Ministério da Educação, consequentemente ocorreu a interrupção do funcionamento físico de escolas e universidades e, por conseguinte, uma nova forma de estudo. As repentinas mudanças exigiram adaptação imediata e compulsória por parte dos estudantes, podendo predispor os futuros médicos ao sofrimento psíquico (Cardoso, 2022).

Temos que considerar que o ambiente de ensino deve favorecer o aprendizado profundo, por estar intimamente relacionado com uma aprendizagem significativa (Rossi *et al.*, 2021).

Na prática médica, o desenvolvimento da empatia está relacionado à competência clínica e à diminuição de erros médicos. Uma vez inserida como componente da interação médico-paciente, a empatia mostrou-se benéfica para o aumento da adesão ao tratamento pelo paciente, para a diminuição das queixas de negligência médica e para o aumento de desfechos favoráveis acerca do processo de adoecimento. Além disso, verificou-se que a relação empática entre médico e paciente tem impacto positivo na saúde, no bem-estar e na satisfação dos profissionais da saúde, por promover vivências mais construtivas, solidificadas e íntegras entre as partes. Entretanto o panorama atual nas faculdades de Medicina sugere que, ao longo da graduação, os estudantes referem um declínio na própria empatia, fato alarmante para o futuro da prática médica (Guimarães *et al.*, 2022).

Educar em valores não significa que os professores teriam a capacidade de determinar o que será seguido pelos alunos. A competência moral entendida como a capacidade de julgar e tomar decisões segundo princípios internos é uma habilidade, construída ao longo da vida. Assim, a educação para uma adequada formação moral, deve ser entendida como um processo que conduz o sujeito à reflexão sobre situações cotidianas, mesmo que envolvendo dilemas morais. O futuro profissional em Medicina tem a oportunidade de se sensibilizar para considerar a singularidade de cada situação diante de decisões e avaliações, bem como se responsabilizar pelas decisões tomadas bem como suas consequências (Gontijo, 2021). Vislumbrando possibilidades de transformação social por meio do próprio currículo oculto, por intermédio de práticas educativas democráticas e debatendo conceitos/ações como identidade, diversidade, inclusão, hegemonia, ideologia, poder e cultura durante a formação médica (Santos *et al.*, 2020).

Sendo importante desafio educacional o dilema causado ao cenário é a formação médica diante da pandemia de Covid-19, isso devido à necessidade de componentes curriculares eminentemente práticos e saberes sensíveis, comprometidos pelas medidas de distanciamento social, ao mesmo tempo que se manter o compromisso com a formação técnica e ética de seus futuros profissionais (Cruz *et al.*, 2022). A aprendizagem de habilidades, competências e atitudes médicas envolvidas no exame clínico, necessita de treinamentos que costumam ser realizados em laboratórios de prática simulada. Esses procedimentos vão além de uma formação técnica e caracterizam-se por ser o primeiro contato com a relação médico-paciente (Patriota *et al.*, 2022). É criado um currículo oculto, resultante das relações interpessoais que se desenvolvem na esfera acadêmica durante a formação em Medicina, com destaque para aquelas que emergem de situações cotidianas e não se encontram estabelecidas no conjunto de saberes contemplados no currículo formal. Nele se situando um vasto conjunto de experiências de formação educacionais e profissionais de forma não intencional, relacionadas principalmente ao desenvolvimento de valores e atitudes, podendo ser considerado como o "pano de fundo" do processo de aprendizagem da formação médica (Santos *et al.*, 2020).

Os cenários de uma simulação possibilitam ao aluno de medicina testar seus conhecimentos em ambiente seguro, sem riscos para si ou para os pacientes. Se mais dados visuais estão disponíveis, o educador deixa de ser o senhor do conteúdo para ser um dos participantes na condução dessa linha terapêutica de suporte (Campos; Moraes, 2021).

Apesar de a morte ser um fenômeno universal, apresenta ainda uma tendência de evitação sobre o tema, levando a um processo de distanciamento do homem em relação à sua finitude, conduzindo a um elemento importante de estudo no processo saúde-doença. O que torna necessário um cuidado, com as experiências clínicas e com a gestão emocional em situações críticas, que se adequadamente abordadas se convertem em habilidades desenvolvidas pelos profissionais que cotidianamente vivenciam as situações de morte, o que pode fornecer um melhor amparo aos familiares, e também evitar sentimento de culpa. Uma vez que essas habilidades cognitivas, emocionais e comportamentais não tenham sido desenvolvidas, ou o tenham de forma superficial, durante a graduação, ocorrem consequências práticas dessa lacuna curricular (Meireles *et al.*, 2022).

Uma exposição precoce e frequente dos estudantes de Medicina aos conhecimentos e às habilidades relacionados a competências imprescindíveis a um profissional da saúde, mostra-se essencial para que ocorra um melhor entendimento e desempenho na interação com os pacientes. Dessa forma, oportunizar o contato com o paciente logo no início do curso desperta a consciência da importância da empatia nas relações, dando a possibilidade aos futuros médicos de desenvolver ainda mais suas habilidades empáticas, de modo a compor uma identidade profissional mais ampla e completa (Guimarães *et al.*, 2022).

A súbita mudança sofrida pela formação médica, em função das necessidades de distanciamento social, devido à emergência sanitária ocasionada pela pandemia da Covid-19, impactou intensamente as atividades teóricas e práticas dos estudantes de Medicina, com a imposição de mudanças no ensino e na atenção à saúde da população.

É importante o entendimento de que a formação médica é uma área para problematização da realidade social, e que necessita de análises permanentes sobre os profissionais de saúde formados para atender às demandas em saúde da população, apresentando assim desafios relacionados ao processo de formação médica, objetivando as características desejadas de um profissional generalista, crítico, humanista e ético, o que se alinha com a importância de transformar a lógica do cuidado centrado na doença em um trabalho que privilegie as pessoas e a população.

A pandemia impôs a constituição de soluções provisórias inéditas e experimentais para as escolas médicas, conduzindo-as a uma reflexão sobre os compromissos sociais com a rede de assistência social e a própria comunidade acadêmica em um contexto adverso da agressão biológica que acometeu a sociedade. Modificando e desorientando as expectativas dos estudantes no processo de ensino-aprendizagem do curso de Medicina com desencontros, falhas e lacunas na graduação, assim tendo as Diretrizes Curriculares Nacionais para o curso de Medicina (DCN) como norteador ainda recente (2014) das competências e habilidades para superar a fragmentação dos conhecimentos entre teoria e prática (Garcia Jr. *et al.*, 2022).

A Abem posicionou-se em fevereiro de 2021, considerando que são importantes as incertezas, já que acompanham a incorporação de novas tecnologias e formas de aprendizado, com consequências na formação médica, bem como a pandemia levou a novos formatos de viver, ensinar e cuidar, na saúde e bem-estar de docentes, discentes, profissionais e trabalhadores de saúde. A situação apresentou impacto econômico, sanitário e emocional na sociedade, para a qual todas as ações de formação em saúde estão direcionadas. Em março de 2020, muitas medidas que envolviam diretamente as escolas médicas foram tomadas, como a formatura antecipada dos estudantes que completaram 75% da carga horária de internato, a adesão de alunos e residentes ao programa Brasil Conta Comigo, ou mesmo a adaptação da legislação educacional para acolher atividades do ensino remoto emergencial exigindo ajustes nos Projetos Político-pedagógicos dos cursos e respeitando os limites das Diretrizes Curriculares Nacionais de 2014, vigentes.

Nas últimas décadas, o modelo tradicional de ensino médico foi amplamente debatido, questionado e testado, novos rumos com novas estratégias de ensino centradas no aluno, com modelos de aprendizagem ativa que priorizam uma aprendizagem social, em contraponto aos métodos instrucionais baseados em palestras didáticas. A tradicional aula expositiva como um recurso pedagógico, sofreu importante perda de prestígio na academia, com críticas relacionadas a uma transferência passiva de informações com pouco ganho cognitivo (Barros *et al.*, 2022). Ocorrendo a necessidade de transformação em atividades conscientes por parte dos seus protagonistas, professores e alunos, atentando-se à criação de significado/aprendizagem conduzindo ao desenvolvimento, como princípio dialético central e como condição indispensável para o que compreendemos como desenvolvimento humano (Machado; Schroeder, 2021).

Observou-se prejuízo nas relações entre estudantes de Medicina e comunidade, principalmente em razão da restrita inserção de conhecimentos sobre a pandemia nos currículos formais dos cursos, da diminuição do convívio com pacientes, da dissolução do elemento teórico-prático no ensino remoto pela ausência de atividades práticas e do engessamento do currículo formal. Durante a formação acadêmica, houve sofrimento psicológico dos estudantes decorrente do distanciamento social e da exaustiva carga horária teórica (Garcia Jr. *et al.*, 2022).

Importante aspecto na formação médica se refere aos níveis de empatia dos estudantes de Medicina, que se relacionam a sua progressão ao longo dos anos da graduação. Já tendo sido demonstrado que esses níveis de empatia tendem a diminuir com o decorrer dos anos do curso, à medida que os alunos vão tendo contato com a prática clínica (Catarucci *et al.*, 2022).

Em curto tempo, a pandemia impôs maiores mudanças ao ensino médico, iniciadas em caráter de urgência, com enormes desafios à formação médica no que concerne ao ensino e à aprendizagem. Provocando uma ruptura abrupta com o distanciamento social, redirecionamento das salas de aula, dos laboratórios, dos ambulatórios e até mesmo dos hospitais para recursos virtuais e on-line. Consequentemente houve incorporação de tecnologias e estratégias de ensino, com um novo formato de ensino e aprendizagem (Barros *et al.*, 2022).

Após o início da pandemia, os estudantes de Medicina viram subitamente suas atividades práticas serem canceladas, devido ao isolamento social, sendo as aulas teóricas presenciais substituídas por atividades remotas. Muitas formaturas foram antecipadas, acarretando intensa ansiedade dos médicos recém-formados em relação à sua competência para o trabalho. Com pouco preparo e experiência, foram expostos a um mercado de alta exigência, como hospitais de campanha e pronto-socorro no enfrentamento do agressor biológico (Ferreira *et al.*, 2022). Os alunos, no ciclo do internato, muitas vezes ressaltaram o interesse em continuar, mas seria fundamental que os EPI estivessem disponíveis para uso dos alunos. Diante do contexto de pandemia ou não, é imprescindível que o relacionamento entre preceptores e internos seja mais pedagógico e proporcione aprendizado aos estudantes (Andrade, 2021). Sendo que quaisquer decisões éticas acerca do enfrentamento ao agressor biológico no contexto da medicina e das futuras gerações de profissionais, irão trazer repercussões inquantificáveis para esses indivíduos, seus pacientes e suas comunidades, devendo-se ter a garantia de que os benefícios serão os melhores e maiores possíveis nesse contexto social (Freitas *et al.*, 2021).

A construção do conhecimento médico e a oferta de cuidados coerentes às necessidades da população foram afetadas pela Covid-19. Tornam-se indispensáveis o reconhecimento de tal descompasso e a necessidade da constituição de estratégias para solucionar as problemáticas relacionadas às dificuldades encontradas pelos estudantes, com base em seus aprendizados, na resposta aos anseios da população e na necessidade de adaptações na educação médica diante da pandemia da Covid-19 para o processo de formação médica (Garcia Jr. *et al.*, 2022).

Para Brandão e colaboradores (2022), a anatomia humana é uma disciplina indispensável para a formação médica, necessitando, além do conteúdo teórico, de um aprendizado por meio da prática, sendo esse insubstituível. Durante a pandemia de Covid-19, foram impostos grandes desafios ao ensino de anatomia, com novas estratégias de ensino desenvolvidas para adaptar o currículo médico, mas não substituem o ensino presencial.

Repercussões Mentais do Isolamento Social e da Pandemia nos Estudantes de Medicina

Importante pontuar que para estudantes de Medicina, ocorre elevada carga horária, do grande volume de disciplinas, cobrança da sociedade e da instituição de ensino, da relação saúde/doença/morte, além da autocobrança. Fatores esse que podem influenciar significativamente o grau de vulnerabilidade do indivíduo no âmbito psicossocial (Souza *et al.*, 2022).

Ocorre maior atenção à saúde mental nos últimos anos, notadamente investigando esse aspecto nos estudantes universitários brasileiros, os inquéritos epidemiológicos apontando para uma prevalência maior de transtornos mentais nessa população. Em nosso foco para os estudantes de Medicina, a saúde mental também se mostra comprometida, com uma prevalência de depressão entre esses discentes ligeiramente mais alta quando comparada aos universitários em geral, relacionando-se a uma alta exigência acadêmica e exposição a fatores de tensão, e consequentemente grande sofrimento psíquico ao longo da permanência na escola médica, com destaque à elevada taxa de suicídio entre esses estudantes (Wenceslau; Souza; Sousa, 2022). Sendo importante que tal panorama necessite de maior atenção a sua abordagem no campo da educação médica, de modo a estimular o efetivo enfrentamento dos fatores que impactam a saúde mental dos estudantes, que muitas vezes apresentam uma condição de saúde mental estigmatizada e carregada de preconceitos. Esse desafio reflete diretamente no contexto da educação médica, ressaltando a importância de intervenções que favoreçam um ambiente mais acolhedor aos alunos que enfrentam problemas dessa natureza (Soeiro *et al.*, 2022).

O aumento na incidência de transtornos psicológicos durante o isolamento social na pandemia, afetou os estudantes de Medicina, sendo esse considerado um grupo de maior vulnerabilidade. O medo intensificou os níveis de estresse e ansiedade em pessoas saudáveis, e aumentou os sintomas daquelas com transtornos mentais preexistentes (Souza *et al.*, 2022; Mendes; Dias, 2022). Os períodos de pandemias foram e continuam sendo cenários férteis para a produção e propagação dos influenciadores da desinformação. Portanto se faz necessário problematizar os desafios da formação dos estudantes de medicina, em tempos de modernidade líquida e em contextos de infodemias, já que os discursos profissionais têm sido fragilizados diante da desinformação (Figueiredo *et al.*, 2022).

Desde a aprovação no vestibular para o curso de Medicina, existe grande motivação para a alegria do estudante e sua família. Porém inevitáveis mudanças acontecem e podem ser vivenciadas como positivas ou negativas, a partir da perspectiva individual do estudante, tais como a saída da casa dos pais ou familiares, novas responsabilidades, mais liberdade, necessidade de financiamento para custeio e lazer, novas demandas de estudo e oportunidades acadêmicas. Essa nova realidade pessoal somada ao estressante processo na formação de profissionais da saúde, ao volume de informações e matérias a serem estudadas, à diminuição do tempo dedicado ao lazer, à competitividade, ao contato com a morte e as doenças, ao medo de falhar e às dificuldades econômicas, embora sejam naturais para o desenvolvimento e maturidade, são comumente relatadas por estudantes de Medicina como estressoras em diferentes partes do mundo (Silva *et al.*, 2021). A definição de uma carreira profissional de médico muitas vezes representa a primeira grande decisão do adolescente e, em geral, ocorre num contexto de indecisões, conflitos e transformações, típicos dessa fase da vida (Cunha *et al.*, 2021).

As dificuldades enfrentadas pelos estudantes da área da saúde em geral e o decorrente sofrimento psíquico têm sido objeto de frequentes investigações. Estudos apontam para o crescimento da morbidade psicológica, associado à exposição dos estudantes a várias fontes de estresse nas atividades envolvidas na formação.

O curso de Medicina já demonstra uma alta prevalência de transtornos mentais, tendo essa situação sido agravada com a pandemia da Covid-19. Sendo a pandemia mais uma a agregar a problemática de influenciar a saúde mental do estudante de Medicina. Sendo que o curso que já apresenta as maiores prevalências de depressão, ansiedade, estresse, consumo de drogas e suicídio (Barros *et al.*, 2022). A pandemia acirrou as divergências entre gerações e os domínios das ferramentas virtuais por parte dos grupos de mentores e mentorandos. Os mentores e docentes do processo de formação médica necessitam vislumbrar o sofrimento mental, bem como as fragilidades dos alunos submetidos ao processo de formação adversa, na tentativa de minimizar esses problemas por meio de apoio da mentoria, das narrativas e do compartilhamento de experiências que permitem a suspensão do automatismo cotidiano de intensa atividade na formação médica (Soares *et al.*, 2021; Trindade; Sousa; Carreira, 2021).

Os universitários apresentam maior risco de adotar o comportamento sedentário em virtude da própria rotina de estudos, a qual requer muito tempo dedicado às aulas e a utilização frequente do computador para os estudos. Essa situação foi superdimensionada no contexto de home office e isolamento social, forçando muitas vezes um preocupante comportamento sedentário, esse associado a desfechos adversos em saúde, como mortalidade e doenças crônicas não transmissíveis (Guerra *et al.*, 2022).

O curso de Medicina é conhecido por ser um curso de alta complexidade e por exigir muito do estudante, por isso, se relacionado com uma maior prevalência de transtornos mentais e baixa qualidade de vida, a situação torna-se ainda mais complexa. Os processos formativos na educação médica apresentam fatores considerados estressores e possíveis gatilhos de transtornos mentais, tais como a longa jornada de estudo e também de dedicação, levando a uma dificuldade em equilibrar as necessidades de estudos da vida acadêmica com a pessoal, além de intensa exposição a situações de dor e sofrimento, aumentando a vulnerabilidade para ansiedade e depressão. Durante a pandemia, diversas medidas foram adotadas para prevenir a propagação do vírus, notadamente o distanciamento social influenciou a saúde mental, configurando-se como importante preditor para os transtornos mentais (Souza, 2022), levando ao surgimento de sedentarismo, tabagismo, uso de substâncias que favoreçam o desempenho acadêmico, insatisfação com o próprio rendimento acadêmico, má qualidade de sono, falta de apetite, cefaleia frequente, má digestão, ideação suicida, além de tristeza. Observou-se maior índice de transtornos mentais não psicóticos entre as mulheres, não diferenciando quanto ao ciclo acadêmico ou a natureza administrativa da instituição de ensino (Cardoso, 2022; Lourenço *et al.*, 2021; Brunfentrinker; Gomig; Grosseman, 2021; Nogueira *et al.*, 2021).

Ocorre assim intensa exposição do estudante de graduação em Medicina a uma quantidade significativa de estresse, levando a consequências negativas para o aprendizado, a motivação e o contato com os pacientes. A falta de empatia na relação médico-paciente dificulta a adesão ao tratamento e os resultados dele. O que direciona a uma preocupação com a desumanização da Medicina, pois a intervenção médica é direcionada à integralidade do cuidado, baseando-se no contraponto de que ao mostrar a empatia, como um de seus principais pilares (Catarucci *et al.*, 2022).

Diante da realidade do distanciamento social imposto pela pandemia e em conformidade com recomendações para seu enfrentamento, foram utilizados canais alternativos de atendimento, tais como aplicativos, websites e telefone. Nesse contexto, foi adotado como recurso o teleatendimento, que apresenta uma capacidade singular de oferecer apoio, mantendo o distanciamento social. O teleatendimento consiste na utilização das Tecnologias de Informação e Comunicação (TIC), como telefonemas, e-mails, videoconferências e sistemas de consulta eletrônica, para oferecer atendimento em saúde de forma remota. Com potenciais benefícios do teleatendimento, está a possibilidade de as tecnologias de comunicação conectarem as pessoas e permitirem o fortalecerem sua rede de apoio, com benefícios na prevenção do sofrimento psíquico, especialmente em situações de distanciamento social (Liberal *et al.*, 2021).

Enfrentamento à Pandemia pela Educação Médica

A então inédita experiência de confinamento social para a sociedade contemporânea, foi, no entendimento de alguns, emocionalmente rica, por concatenar desafios, evolução pedagógica, reflexões e também muito trabalho, de uma maneira antes desconhecida. O confrontamento da pandemia com as escolas médicas apresentou uma ênfase nos questionamentos a respeito das adaptações e se serão revertidas em mudanças culturais. Ficou evidente que o docente tem papel nuclear na formação de médicos com competência, ética e humanidade. As ações de enfrentamento da pandemia resultaram no fechamento das escolas e cancelamento de todo o ensino presencial e estágios, mas após o período de desorientação inicial, a comunicação via internet tornou-se intensa, e rapidamente a internet se destacou no processo de aprendizagem, com salas de discussões virtuais, colaborações na produção de material, e experiências em simulação (Dias; Ferreira, 2021).

Ocorreu a inserção de plataformas digitais como Teams®, Google for Education®, Moodle®, Zoom Cloud Meetings®, entre outras, para assim permitir que as atividades fossem mantidas no período letivo em tempos de pandemia (Garcia Jr. *et al.*, 2022). Sendo o uso de Tecnologias de Informação e Comunicação (TIC) pelos discentes do curso de Medicina, na atualidade, uma realidade indissociável da formação e da prática médica (Pereira; Santos; Caldas, 2021).

A transposição didática do processo de ensino e aprendizagem mediada por tecnologias, tornou possível seguir com a formação dos estudantes, em termos do conteúdo teórico, permitindo a participação de simulações clínicas em seus lares com segurança. Mas não há um estudo comparativo que mostre que o desenvolvimento foi semelhante ao presencial não acessível durante o isolamento social (Holanda, 2022). A pandemia evidenciou a necessidade de inovação nos métodos de ensino-aprendizagem e acelerou a utilização das tecnologias digitais, bem como a adaptação docente e discente a elas. A associação dessas tecnologias de comunicação com metodologias ativas, criou um novo desafio para docentes e estudantes, com implicações do ensino remoto na formação de futuros profissionais da saúde formados em meio às dificuldades de isolamento (Silva *et al*, 2022). Com o uso das tecnologias pelos acadêmicos bastante frequente e variado, há a necessidade de treinamento deliberado de docentes e discentes para maior aproveitamento das tecnologias disponíveis (Pereira; Santos; Caldas, 2021).

Como consequência desse novo cenário, foram desenvolvidas novas habilidades para o estudo, focando em superar os muitos desafios enfrentados, consequentemente ao impacto da pandemia, que não só afetou o domínio educacional, mas todo o contexto pessoal e familiar, com o adoecimento ou a perda de familiares e amigos. Tornando necessária uma adaptação na rotina dos estudantes, para os quais anteriormente uma maioria de atividades acontecia de forma presencial, agora se transformando em um ambiente de home office, com os estudantes passando a enfrentar um processo de adaptação sem as habilidades necessárias para que pudessem ter um bom rendimento (Pereira; Aarão; Furlaneto, 2022). Nesse processo, a sociedade como um todo foi exposta, a resiliência e a paciência passaram a ser amplamente citadas como habilidades aprendidas pelos estudantes de medicina durante a pandemia. Não sendo traços de personalidade, e sim algo que pode ser aprendido, envolvendo comportamentos, pensamentos e ações, adaptativos para superar as dificuldades diante de eventos estressantes, trágicos ou traumáticos. Demonstrando uma correlação inversa entre os níveis de resiliência e de ansiedade experimentados pelos profissionais de saúde durante a pandemia de Covid-19 (Ferreira *et al.*, 2022).

Apesar das dificuldades, ocorreu a superação com a adoção de estratégias focadas no desenvolvimento de habilidades de autogestão de tempo, emoções e fixação de conteúdo por parte dos estudantes, e consequente desenvolvimento de habilidades para superar os novos e recentes desafios das mudanças decorrentes da agressão biológica que se tornou o novo determinante social global (Pereira; Aarão; Furlaneto, 2022). Com destaque para o aprendizado do professor ao se defrontar, por um lado, com a impotência diante da morte e do desconhecido, e, por outro, com a potência do cuidado que pode ser oferecido em situação tão singular quanto uma pandemia (Caramori *et al.*, 2021).

O almejado para o período pós-pandemia seria que as instituições de ensino promovessem um robusto conjunto de ações para garantir o contato do estudante de Medicina com pacientes, seja em hospitais, ambulatórios ou na atenção primária em saúde (Gomes *et al.*, 2020).

CONSIDERAÇÕES FINAIS

Como já apontado, a implantação das Diretrizes Curriculares Nacionais (DCN 2014) para a formação médica indica uma mudança de paradigma na Educação Médica. A partir da nova proposição, busca-se cada vez mais uma maior inserção do estudante em um ambiente de aprendizagem que não valorize apenas a formação tecnicista, mas que torne sua formação cada vez mais focada numa atuação humanística e social, voltada para o contexto da saúde pública brasileira. Essa abordagem é referida como um novo paradigma da integralidade. A viabilização desse paradigma na formação do estudante de Medicina, tanto na dimensão técnico-instrumental e científica quanto na dimensão humanística e afetiva, exige que os indivíduos envolvidos (professores, alunos, gestores) repensem suas concepções e práticas de modo a permitir uma apropriação dos conhecimentos e habilidades necessários ao futuro profissional médico.

Sendo importante o avanço no processo de ruptura do modelo anterior, focado na segmentação do conhecimento e especialização precoce na Educação Médica, que foi o paradigma educacional vigente anteriormente, a fim de vencer o desafio de profissionalização médica enfrentado no início do século 20, criado pelo descontrole então existente nas escolas médicas. Considerando que os professores das escolas médicas devem preparar seus alunos para enfrentar os novos desafios, e não os que já foram superados no passado, a fim de ofertar a eles conhecimentos capazes de promover sua bem-sucedida entrada no mundo do trabalho médico.

Apesar da existência de um marco temporal legal para a implantação das DCN 2014 por parte das escolas médicas, em tese estipulado para 2018, não podemos admitir que esse processo educacional está encerrado; longe disso. Trata-se de um processo evolutivo dinâmico e acidentado, apresentando avanços e também retrocessos em sua perspectiva de melhora da formação profissional do Médico, agora focado no paradigma da integralidade com intensa participação na responsabilidade social, bem como no engajamento rumo à humanização do exercício profissional.

O pequeno número de 10 publicações referentes às implantações das DCN 2014 contrasta com o expressivo número de trabalhos referentes à humanização e às metodologias ativas aplicadas à formação médica, constatação que apenas corrobora o fato de que o processo está em evolução, pois o modo pelo qual se propõe atingir a implantação das DCN 2014 ainda se encontra em pleno desenvolvimento. Portanto, há um foco maior na atuação individual se comparada aos movimentos das escolas médicas para a implementação da formação dentro do paradigma da integralidade, em substituição do atual modelo hegemônico tecnicista e especializado até então dominante, mas ainda em vigência atualmente em muitas escolas médicas.

Nos momentos de crise sanitária, econômica e social, exacerbam-se as contradições e assimetrias que já existem no nosso dia a dia. Sabemos que a Covid-19 afeta mais as periferias e mata mais os carentes. Demonstrando a diferença de como uma mesma doença afeta as pessoas de forma diferente por conta de renda e profissão, ou seja, por conta da posição social que essa pessoa ocupa e tudo que isso determina em sua vida (Afonso, 2020). Apresentando importante papel a formação em saúde, no enfrentamento da disseminação em massa de notícias falsas na saúde brasileira (Figueiredo *et al.*, 2022).

Para que ocorra garantia da qualidade da formação médica no Brasil, caminhando de maneira consciente das necessidades de saúde da população e da responsabilidade social da escola médica, é necessário, sempre que possível, que se retomem as atividades práticas na graduação nas diversas modalidades, incluindo as de resposta à pandemia que ocorreu em virtude da Covid-19. Os desafios à continuidade do processo ensino-aprendizagem universitário ante as medidas de combate à pandemia da Covid-19 tornaram mais importante o debate sobre o uso de Tecnologias de Informação e Comunicação (TIC) no ensino médico. Diversas estratégias foram empregadas no mundo por docentes para a continuidade das atividades pedagógicas de formação médica (Moretti-Pires *et al.*, 2021).

A educação médica no Brasil atravessa um momento de grande transformação e inovação, para fazer frente às necessidades de adaptações a novos modelos de ensino, não sendo mais possível o seguimento dos modelos anteriores. Diante de inédita velocidade com que novas informações na área da saúde são produzidas, bem como devido à necessidade de incorporação das tecnologias digitais na prática educacional, possibilitando novas formas de interação virtual e o acesso às bases de dados remotas. A associação entre as tecnologias digitais e as metodologias ativas, que promovem a autonomia dos estudantes e o desenvolvimento do pensamento crítico-reflexivo, direciona para os novos desafios no contexto da educação em tempos de pandemia e isolamento social (Silva *et al.*, 2022).

Os valores morais, necessários à formação do estudante de Medicina, necessitam deixar de serem impostos por agentes externos, e sim se tornarem diretrizes internas, legitimadas pela e para a própria pessoa, desenvolvidas por meio de uma reflexão crítica, responsável, autônoma e criativa de cada pessoa. Em muito ultrapassando o estudo de filósofos, os alunos de Medicina devem ser capazes de despertar em si mesmos sentimentos e atitudes que os levem a valorizar convicções humanistas e humanitárias, necessárias para seu exercício de trabalho médico (Gontijo, 2021).

Como sugestão para pesquisas futuras, indicamos a abordagem de questões relacionadas às metodologias de ensino e aprendizagem a partir das DCN 2014, sobretudo no que se refere às metodologias ativas e às práticas pedagógicas inovadoras para a evolução necessária ao processo educativo, a fim de se obter um egresso do curso de Medicina com capacidade reflexiva e competente na atuação proposta, características necessárias para uma bem-sucedida inserção profissional no cenário social e de trabalho contemporâneo.

REFERÊNCIAS

ABEM – ASSOCIAÇÃO BRASILEIRA DE EDUCAÇÃO MÉDICA. Novas Diretrizes Curriculares Nacionais para a Medicina: avanços e desafios. **Cadernos ABEM**, v. 11, out. 2015.

AFONSO Denise Herdy; POSTAL Eduardo Arquimino; BATISTA Nildo Alves; OLIVEIRA Sandro Schreiber (org.). **A escola médica na pandemia da Covid-19**. Brasília: Abem, 2020.

ALMEIDA, Enedina Gonçalves; BATISTA, Nildo Alves. Desempenho docente no contexto PBL: essência para aprendizagem e formação médica. **Revista Brasileira de Educação Médica**, Rio de Janeiro, v. 37, n. 2, p. 192-201, 2013. Disponível em: http://www.scielo.br/scielo.php?script=sci_arttext&pid=S0100-55022013000200006&lng=en&nrm=iso. Acesso em: 27 abr. 2020.

ALMEIDA, Paula Adamo de *et al.* Early medical school graduation during the COVID-19 pandemic: preliminary assessment. **Revista Brasileira de Educação Médica** [on-line], v. 45, n. 2, e073, 2021. ISSN 1981-5271. Disponível em: https://doi.org/10.1590/1981-5271v45.2-20200554.ING. Acesso em: 14 jan. 2023.

ALMEIDA, Maria Tereza Carvalho; MAIA, Fernanda Alves; BATISTA, Nildo Alves. Gestão nas escolas médicas e sustentabilidade dos programas de desenvolvimento docente. **Avaliação (Campinas)**, Sorocaba, v. 18, n. 2, p. 299-310, jul. 2013. Disponível em: https://doi.org/10.1590/S1414-40772013000200004. Acesso em: 27 abr. 2020.

ALMEIDA, Maria Tereza Carvalho; BATISTA, Nildo Alves. Ser docente em métodos ativos de ensino-aprendizagem na formação do médico. **Revista Brasileira de Educação Médica**, Rio de Janeiro, v. 35, n. 4, p. 468-476, dez. 2011. Disponível em: https://doi.org/10.1590/S0100-55022011000400005. Acesso em: 27 abr. 2020.

ALMEIDA FILHO, Naomar de. Universidade nova no Brasil. *In*: SANTOS, Boaventura de SOUZA; ALMEIDA FILHO, Naomar de. **A universidade do Século XXI**: Para uma universidade Nova. Coimbra: Almedina, 2008.

ALMEIDA FILHO, Naomar de. Reconhecer Flexner: inquérito sobre produção de mitos na educação médica no Brasil contemporâneo. **Cad. Saúde Pública**, Rio de Janeiro, v. 26, n. 12, p. 2234-2249, 2010. Disponível em: https://doi.org/10.1590/S0102-311X2010001200003. Acesso em: 8 out. 2019.

AMARAL, Eliana. Além do horizonte do licenciamento e da certificação. **Interface - Comunicação, Saúde, Educação**, Botucatu, v. 24, e190736, 2020.

ANDRADE, Maria Denise Fernandes Carvalho de *et al*. O ensino da prática médica no internato em tempo de pandemia: aprendizados e impactos emocionais. **Revista Brasileira de Educação Médica** [on-line], v. 45, n. 4, e213, 2021. ISSN 1981-5271. Disponível em: https://doi.org/10.1590/1981-5271v45.4-20200218. Acesso em: 13 jan. 2023.

ANDRADE, Marcia Regina Selpa de. **Recontextualização do currículo integrado nos cursos de medicina da UFSC e UNOCHAPECÓ**. 2012. Tese (Doutorado em Educação) – Universidade Estadual de Campinas, Campinas, 2012.

ANVISA – AGÊNCIA NACIONAL DE VIGILÂNCIA SANITÁRIA. Nota Técnica Nº 141/2020/SEI/GRECS/GGTES/DIRE1/ANVISA - Orientações gerais sobre Hospital de Campanha durante a pandemia internacional ocasionada pelo Coronavírus SARS-CoV-2.

ARAGÃO, Júlio Cesar Soares; ROSSI, Henrique Rívoli; CASIRAGHI, Bruna. A Jornada do Acadêmico de Medicina - um modelo simbólico da formação médica. **Rev. bras. educ. med.**, Brasília, v. 42, n. 1, p. 40-46, 2018. Disponível em: http://dx.doi.org/10.1590/1981-52712018v42n1rb20170037. Acesso em: 8 out. 2019.

ARAÚJO, Ana Teresa Silva Maia de. **O Logbook como procedimento de ensino e de aprendizagem**: acrescentando sabor e cor ao ensino médico asséptico e branco. 2015. Dissertação (Mestrado em Educação) – Universidade do Oeste Paulista, Presidente Prudente, São Paulo, 2015.

ARELARO, Lisete R. G. Formulação e implementação das políticas públicas em educação e as parcerias público-privadas: impasse democrático ou mistificação política? **Educ. Soc.**, Campinas, v. 28, n. 100, p. 899-919, 2007. Disponível em: http://dx.doi.org/10.1590/S0101-73302007000300013. Acesso em: 8 out. 2019.

BAHIA, Silvia Helena Arias *et al*. Ensino na Saúde como objeto de pesquisa na pós-graduação stricto sensu: análise do Pró-Ensino na Saúde. **Interface**, Botucatu, v. 22, (supl. 1), p. 1425-1442, 2018. Disponível em: https://doi.org/10.1590/1807-57622017.0192. Acesso em: 2 set. 2019.

BAPTISTA, Celeste Corral Tacaci Neves. **Resiliência docente frente à introdução das metodologias ativas em um curso de medicina**. 2018. Dissertação (Mestrado em Educação) – Universidade do Oeste Paulista, Presidente Prudente, 2018.

BARBOZA, Jaqueline Santos; FELICIO, Helena Maria dos Santos. Integração Curricular a partir da Análise de uma Disciplina de um Curso de Medicina. **Revista Brasileira de Educação Médica**, Brasília, v. 42, n. 3, p. 27-35, set. 2018. Disponível em: http://dx.doi.org/10.1590/1981-52712015v42n3rb20170129r1. Acesso em: 2 set. 2019.

BARDIN, Laurence. **Análise de conteúdo**. 1. ed. Lisboa: Editora 70, 2016.

BARROS, Gustavo Felipe Oliveira *et al*. Fatores associados a ansiedade, depressão e estresse em estudantes de Medicina na pandemia da Covid-19. **Revista Brasileira de Educação Médica** [on-line], v. 46, n. 4, e135, 2022. ISSN 1981-5271. Disponível em: https://doi.org/10.1590/1981-5271v46.4-20210482. Acesso em: 11 jan. 2023.

BARROS, Paola Isabel Silva *et al*. A aula tradicional pode ser substituída pelo Worked Example no ensino da radiologia? **Revista Brasileira de Educação Médica** [on-line], v. 46, n. 3, e097, 2022. ISSN 1981-5271. Disponível em: https://doi.org/10.1590/1981-5271v46.3-20220046. Acesso em: 11 jan. 2023.

BATISTA, Nildo Alves. Conhecimento, experiência e formação: do médico ao professor de Medicina. **Interface**, Botucatu, v. 2, n. 3, p. 141, ago. 1998. Disponível em: https://doi.org/10.1590/S1414-32831998000200013. Acesso em: 27 abr. 2020.

BATISTA, Nildo Alves. Desenvolvimento docente na área da saúde: uma análise. **Trab. educ. saúde**, Rio de Janeiro, v. 3, n. 2, p. 283-294, set. 2005. Disponível em: https://doi.org/10.1590/S1981-77462005000200003. Acesso em: 27 abr. 2020.

BATISTA, Nildo Alves *et al*. **Educação médica no Brasil**. São Paulo: Cortez, 2015.

BATISTA, Nildo Alves; BATISTA, Sylvia Helena. Formação em saúde: investigando práticas no âmbito de cursos de graduação. **Interface**, Botucatu, v. 12, n. 27, p. 695, 2008. Disponível em: https://doi.org/10.1590/S1414-32832008000400001. Acesso em: 10 set. 2019.

BATISTA, Nildo Alves; LESSA, Simone Schwartz. Aprendizagem da empatia na relação médico-paciente: um olhar qualitativo entre estudantes do internato de escolas médicas do nordeste do Brasil. **Revista Brasileira de Educação Médica**, Brasília, v. 43, n. 1, (supl. 1), p. 349-356, 2019. Disponível em: https://doi.org/10.1590/1981-5271v43suplemento1-20190118. Acesso em: 2 abr. 2020.

BICA, Rafael Barbosa da Silva.; KORNIS, George Edward Machado. Exames de licenciamento em Medicina – uma boa ideia para a formação médica no Brasil? **Interface - Comunicação, Saúde, Educação**, v. 24, e180546, 2020. Disponível em: https://doi.org/10.1590/Interface.180546. Acesso em: 2 fev. 2021.

BORGES, Flávia Queiroz *et al*. Negociações (im)possíveis: a preceptoria e os desafios na relação entre ensino e serviço. **Revista Brasileira de Educação Médica** [on-line], v. 45, n. 4, e234, 2021. ISSN 1981-5271. Disponível em: https://doi.org/10.1590/1981-5271v45.4-20210205. Acesso em: 13 jan. 2023.

BOTTI, Sérgio Henrique de Oliveira; REGO, Sérgio. Preceptor, supervisor, tutor e mentor: quais são seus papéis? **Revista Brasileira de Educação Médica**, Rio de Janeiro, v. 32, n. 3, p. 363-373, 2008. Disponível em: https://doi.org/10.1590/S0100-55022008000300011. Acesso em: 8 out. 2019.

BRANDÃO, Júlia Mendes *et al*. O ensino de anatomia durante a pandemia de Covid-19. **Revista Brasileira de Educação Médica** [on-line],

v. 46, n. 3, e125, 2022. ISSN 1981-5271. Disponível em: https://doi.org/10.1590/1981-5271v46.3-20220108.ING. Acesso em: 12 jan. 2023.

BRASIL. Ministério da Educação. Conselho Federal de Educação. Parecer 506/69. Currículo mínimo dos Cursos de Graduação em Medicina. **Documenta**, v. 103, p. 95103, jul. 1969.

BRASIL. Ministério da Educação. Conselho Nacional de Educação. Câmara de Educação Superior. Resolução CNE/CES nº 4, de 7 de novembro de 2001. Institui diretrizes Curriculares nacionais do curso de graduação em Medicina. **Diário Oficial da União**: seção 1, Brasília, p. 38, 9 nov. 2001.

BRASIL. Ministério da Educação. **DCN, Resolução nº 3, de 20 de junho de 2014**. Institui Diretrizes Curriculares Nacionais do Curso de Graduação em Medicina e dá outras providências. Brasília: ME, 2014.

BRASIL. Ministério da Saúde. Secretaria de Gestão do Trabalho e da Educação na Saúde. **Programa mais médicos – dois anos**: mais saúde para os brasileiros. Brasília: Ministério da Saúde, 2015.

BRASIL. Ministério da Saúde. Secretaria de Gestão do Trabalho e da Educação na Saúde: **Programa mais m**édicos. Brasília: Ministério da Saúde, 2017.

BRASIL. Ministério da Saúde. **Orientação para manejo de pacientes com Covid-19**. Brasília: MS, 2021. Disponível em: https://www.gov.br/saude/pt-br/coronavirus/publicacoes-tecnicas/recomendacoes/orientacoes-para-manejo-de-pacientes-com-covid-19/view. Acesso em: 17 maio 2021.

BRESSA, José Antônio Nascimento. **Médico-docente**: refletindo sobre sua prática pedagógica no internato. 2018. Dissertação (Mestrado em Educação) – Universidade do Oeste Paulista, Presidente Prudente, 2018.

BRUNFENTRINKER, Camila; GOMIG, Regina Pinho; GROSSEMAN, Suely. Prevalence of empathy, anxiety and depression, and their association with each other and with sex and intended specialty in medical students. **Revista Brasileira de Educação Médica** [on-line], v. 45, n. 3, e182, 2021. ISSN 1981-5271. Disponível em: https://doi.org/10.1590/1981-5271v45.3-20210177.ING. Acesso em: 13 jan. 2023.

BURSZTYN, Ivani. Diretrizes Curriculares Nacionais de 2014: um novo lugar para a Saúde Coletiva? **Cadernos ABEM**, v. 11, p. 7-19, out. 2015.

CABRAL, Mariana Pompílio Gomes *et al*. Educação médica, raça e saúde: o que falta para a construção de um projeto pedagógico antirracista? **Revista Brasileira de Educação Médica** [on-line], v. 46, n. 4, e133, 2022. ISSN 1981-5271. Disponível em: https://doi.org/10.1590/1981-5271v46.3-20210343. Acesso em: 11 jan. 2023.

CAMPOS, Amadeu Sá de *et al*. O ensino remoto no curso de Medicina de uma universidade brasileira em tempos de pandemia. **Revista Brasileira de Educação Médica** [on-line], v. 46, n. 1, e034, 2022. ISSN 1981-5271. Disponível em: https://doi.org/10.1590/1981-5271v46.1-20210243. Acesso em: 13 jan. 2023.

CAMPOS, Moyses de; MORAES, Suzana Guimarães. Software educacional: simulador de ventilação mecânica e seus efeitos hemodinâmicos. **Revista Brasileira de Educação Médica** [on-line], v. 45, n. 4, e230, 2021. ISSN 1981-5271. Disponível em: https://doi.org/10.1590/1981-5271v45.4-20210341. Acesso em: 13 jan. 2023.

CANDIDO, Patrícia Tavares da Silva; BATISTA, Nildo Alves. O Internato Médico após as Diretrizes Curriculares Nacionais de 2014: um Estudo em Escolas Médicas do Estado do Rio de Janeiro. **Revista Brasileira de Educação Médica**, Brasília, v. 43, n. 3, p. 3645, jul. 2019. Disponível em: https://doi.org/10.1590/1981-52712015v43n3RB20180149. Acesso em: 8 out. 2019.

CARAMORI, Jacqueline Teixeira *et al*. Internato na pandemia Covid-19: a experiência de uma escola médica. **Revista Brasileira de Educação Médica** [on-line], v. 45, n. 3, e166, 2021. ISSN 1981-5271. Disponível em: https://doi.org/10.1590/1981-5271v45.3-20200396. Acesso em: 13 jan. 2023.

CARDOSO, Ane Caroline Cavalcante *et al*. Prevalence of common mental disorders among medical students during the Covid-19 pandemic. **Revista Brasileira de Educação Médica** [on-line], v. 46, n. 1, e006, 2022. ISSN 1981-5271. Disponível em: https://doi.org/10.1590/1981-5271v46.1-20210242.ING. Acesso em: 13 jan. 2023.

CARVALHO, Sergio Resende. Os múltiplos sentidos da categoria *"empowerment"* no projeto de Promoção à Saúde. **Cad. Saúde Pública**, Rio de Janeiro, v. 20, n. 4, p. 1088-1095, jul./ago. 2004. Disponível em: https://www.scielosp.org/article/csp/2004.v20n4/1088-1095/#ModalArticles. Acesso em: 3 nov. 2020.

CATARUCCI, Fernanda Martin *et al.* Empatia em estudantes de Medicina: efeitos de um programa de gerenciamento do estresse. **Revista Brasileira de Educação Médica** [on-line], v. 46, n. 2, e056, 2022. ISSN 1981-5271. Disponível em: https://doi.org/10.1590/1981-5271v46.2-20210290. Acesso em: 12 jan. 2023.

CONITEC – COMISSÃO NACIONAL DE INCORPORAÇÃO DE TECNOLOGIAS NO SISTEMA ÚNICO DE SAÚDE. **Relatório de recomendações. Diretrizes brasileiras para tratamento hospital do paciente com COVID-19.** Brasília: Conitec, 2021. (Cap. 2 - Tratamento Farmacológico).

COSTA, Andrea Ribeiro da *et al.* Significados de mentoria na formação em saúde no Brasil: uma revisão integrativa. **Revista Brasileira de Educação Médica** [on-line], v. 45, supl. 1, e126, 2021. ISSN 1981-5271. Disponível em: https://doi.org/10.1590/1981-5271v45.supl.1-20210190. Acesso em: 13 jan. 2023.

CRUZ, Walter Gabriel Neves *et al.* Currículo informal singular: eletividade na formação médica durante a pandemia. **Revista Brasileira de Educação Médica** [on-line], v. 46, n. 2, e080, 2022. ISSN 1981-5271. Disponível em: https://doi.org/10.1590/1981-5271v46.2-20210366. Acesso em: 13 jan. 2023.

CUNHA, Silvia de Melo *et al.* The decision to be a physician: a Brazil-Portugal multicultural study. **Revista Brasileira de Educação Médica** [on-line], v. 45, n. 4, e231, 2021. ISSN 1981-5271. Disponível em: https://doi.org/10.1590/1981-5271v45.4-20210268.ING. Acesso em: 13 jan. 2023.

DIAS, Eliane Pedra; FERREIRA, Maria Amélia. Desenvolvimento docente pós-COVID-19: mudanças ou troca de cenário? **Revista Brasileira de Educação Médica** [on-line], v. 45, n. 3, e139, 2021. ISSN 1981-5271.

Disponível em: https://doi.org/10.1590/1981-5271v45.3-20200351. Acesso em: 13 jan. 2023.

DIAS, Matheus Martins de Sousa *et al*. A Integralidade em Saúde na Educação Médica no Brasil: o Estado da Questão. **Revista Brasileira de Educação Médica**, Brasília, v. 42, n. 4, p. 123-133, dez. 2018. Disponível em: https://doi.org/10.1590/1981-52712015v42n4RB20180094. Acesso em: 20 jul. 2020.

DINIZ, Rosiane Viana Zuza; SBRUZZI, Dyanara Lays Rohte; AFONSO, Denise Herdy. Revista Brasileira de Educação Médica: 45 anos de história. **Revista Brasileira de Educação Médica** [on-line], v. 46, n. 4, e168, 2022. ISSN 1981-5271. Disponível em: https://doi.org/10.1590/1981-5271v46.4-EDITORIAL. Acesso em: 11 jan. 2023.

ESCOLA Anatômica, Cirúrgica e Médica do Rio de Janeiro. **Mapa da Memória da Administração Pública Brasileira**. Disponível em: mapa.an.gov.br/index.php/dicionario-periodo-colonial/171- escola-anatomina-cirirgia-e-medica-do-rio-de-janeiro. Acesso em: 20 jul. 2020.

ESCOLA de cirurgia da Bahia. **Mapa da Memória da Administração Pública Brasileira**. Disponível em: mapa.an.gov.br/index.php/dicionario-periodo-colonial/172-escola-de-cirurgia-da-bahia. Acesso em: 20 jul. 2020.

FASSINA, Vanessa; MENDES, Rosilda; PEZZATO, Luciane Maria. Formação médica na atenção primária à saúde: percepção de estudantes. **Revista Brasileira de Educação Médica** [on-line], v. 45, n. 3, e141, 2021. ISSN 1981-5271. Disponível em: https://doi.org/10.1590/1981-5271v45.3-20200480. Acesso em: 14 jan. 2023.

FERREIRA, José Roberto; BUSS, Paulo Marchiori. **Projeto Promoção da Saúde**. As Cartas da Promoção da Saúde. Brasília: Ministério da Saúde, 2002.

FERREIRA, Lis Campos *et al*. Lições da pandemia de Covid-19: um estudo quali-quantitativo com estudantes de Medicina e médicos recém-formados. **Revista Brasileira de Educação Médica** [on-line], v. 46, n. 3, e112,

2022. ISSN 1981-5271. Disponível em: https://doi.org/10.1590/1981-5271v46.3-20220067. Acesso em: 12 jan. 2023.

FERREIRA, Marcelo José Monteiro *et al*. Novas Diretrizes Curriculares Nacionais para os cursos de Medicina: oportunidades para ressignificar a formação. **Interface**, Botucatu, v. 23, supl. 1, e170920, 2019. Disponível em: http://www.scielo.br/scielo.php?script=sci_arttext&pid=S1414-32832019000600211&lng=en&nrm=iso. Acesso em: 15 abr. 2019.

FIGUEIREDO, Eluana Borges Leitão de *et al*. Influenciadores da desinformação nas pandemias de gripe espanhola e Covid-19: um estudo documental. **Revista Brasileira de Educação Médica** [on-line], v. 46, n. 2, e078, 2022. ISSN 1981-5271. Disponível em: https://doi.org/10.1590/1981-5271v46.2-20220043; https://doi.org/10.1590/1981-5271v46.2-20220043.ING. Acesso em: 13 jan. 2023.

FLEXNER, Abraham. **Medical Education in the United States and Canada**. New York: Carnegie Foundation for The Advancement of Teaching, 1910. (Bulletin, 4).

FRANCO, Camila Ament Giuliani dos Santos; CUBAS, Marcia Regina; FRANCO, Renato Soleiman. Currículo de medicina e as competências propostas pelas diretrizes curriculares. **Revista Brasileira de Educação Médica**, Rio de Janeiro, v. 38, n. 2, p. 221230, 2014. Disponível em: http://dx.doi.org/10.1590/S0100-55022014000200009. Acesso em: 8 out. 2019.

FRANCISCHETTI, Ieda; HOLZHAUSEN, Yilva; PETERS, Harm. Tempo do Brasil traduzir para a prática o currículo Médico Baseado em Competência por meio de Atividades Profissionais Confiáveis (APCs). **Interface - Comunicação, Saúde, Educação**, Botucatu, v. 24, e190455, 2020.

FREITAS, Cleide Aparecida de *et al*. Medical students in the COVID-19 pandemic response in Brazil: ethical reflections. **Revista Brasileira de Educação Médica** [on-line], v. 45, n. 1, e036, 2021. ISSN 1981-5271. Disponível em: https://doi.org/10.1590/1981-5271v45.1-20200231; https://doi.org/10.1590/1981-5271v45.1-20200231.ING. Acesso em: 14 jan. 2023.

GAION, João Pedro de Barros Fernandes; KISHI, Renata Giannecchini Bongiovanni; NORDI, Aline Barreto de Almeida. Preceptoria na atenção primária durante as primeiras séries de um curso de Medicina. **Revista Brasileira de Educação Médica** [on-line], v. 46, n. 3, e096, 2022. ISSN 1981-5271. Disponível em: https://doi.org/10.1590/1981-5271v46.3-20210391. Acesso em: 11 jan. 2023.

GARCIA JR., Carlos Alberto Severo *et al*. O ensino remoto na formação médica durante a pandemia da Covid-19. **Revista Brasileira de Educação Médica** [on-line], v. 46, n. 4, e145, 2022. ISSN 1981-5271. Disponível em: https://doi.org/10.1590/1981-5271v46.4-20210491. Acesso em: 11 jan. 2023.

GOMES, Vânia Thais Silva *et al*. A Pandemia da Covid-19: Repercussões do Ensino Remoto na Formação Médica. **Revista Brasileira de Educação Médica** [on-line], v. 44, n. 4, e114, 2020. ISSN 1981-5271. Disponível em: https://doi.org/10.1590/1981-5271v44.4-20200258. Acesso em: 15 jan. 2023.

GONTIJO, Eliane Dias. Desenvolvimento de competência moral na formação médica. **Revista Brasileira de Educação Médica** [on-line], v. 45, n. 4, e229, 2021. ISSN 1981-5271. Disponível em: https://doi.org/10.1590/1981-5271v45.4-20210240. Acesso em: 13 jan. 2023.

GONZALEZ, Alberto Durán; ALMEIDA, Marcio José de. Movimentos de mudança na formação em saúde: da medicina comunitária às diretrizes curriculares. **Physis**, Rio de Janeiro, v. 20, n. 2, p. 551-570, 2010. Disponível em: http://dx.doi.org/10.1590/S0103-73312010000200012. Acesso em: 8 out. 2019.

GUERRA, Heloísa Silva *et al*. Tempo utilizando computador como discriminador de obesidade, sedentarismo e fatores de risco cardiovascular em universitários. **Revista Brasileira de Educação Médica** [on-line], v. 46, n. 1, e004, 2022. ISSN 1981-5271. Disponível em: https://doi.org/10.1590/1981-5271v46.1-20210374; https://doi.org/10.1590/1981-5271v46.1-20210374.ING. Acesso em: 13 jan. 2023.

GUEDES, Hermila Tavares Vilar *et al*. Desafios na Pesquisa em Educação Médica. **Revista Brasileira de Educação Médica**, Brasília, v. 43, n. 3, p. 3-4, jul. 2019. Disponível em: https://doi.org/10.1590/1981-52712015v43n3r-b2019editorial. Acesso em: 20 jul. 2020.

GUIMARÃES, Ana Luiza Cotta Mourão *et al*. Identidade médica: o impacto do primeiro contato com pacientes na empatia do estudante de Medicina. **Revista Brasileira de Educação Médica** [on-line], v. 46, n. 3, e099, 2022. ISSN 1981-5271. Disponível em: https://doi.org/10.1590/1981-5271v46.3-20210314; https://doi.org/10.1590/1981-5271v46.3-20210314.ING. Acesso em: 11 jan. 2023.

HADDAD, Ana Estela; CYRINO, Eliana Goldfarb; BATISTA, Nildo Alves. Pró-Ensino na Saúde: pesquisas sobre formação docente e os processos de ensino e trabalho no Sistema Único de Saúde (SUS), com ênfase na reorientação da formação profissional na Saúde. **Interface**, Botucatu, v. 22, supl. 1, p. 13051307, 2018. Disponível em: https://doi.org/10.1590/1807-57622018.0493. Acesso em: 20 abr. 2020.

HEINZLE, Marcia Regian Selpa; BAGNATO, Maria Helena Salgado. Recontextualização do currículo integrado na formação médica. **Pró-Posições** [on-line], v. 26, n. 3, p. 225-238, 2015. ISSN 1980-6248. Disponível em: htpp://doi.org/10.1590/0103-7307201507811. Acesso em: 17 jul. 2021.

HOLANDA, Flávia Lilalva de *et al*. Educação médica em reanimação cardiopulmonar: transposição didática do presencial-tradicional para o remoto-interativo com simulação. **Revista Brasileira de Educação Médica** [on-line], v. 46, n. 3, e091, 2022. ISSN 1981-5271. Disponível em: https://doi.org/10.1590/1981-5271v46.3-20220005; https://doi.org/10.1590/1981-5271v46.3-20220005.ING. Acesso em: 12 jan. 2023.

INEP – INSTITUTO NACIONAL DE ESTUDOS E PESQUISAS EDUCACIONAIS ANÍSIO TEIXEIRA. Sinaes. Brasília: Ministério da Educação; 2006. Disponível em htpp://www.inep.gov.br/superior/sinaes. Acesso em: 12 abr. 2020.

KUSSAKAWA, Diogo Hiroshi Beçon; ANTONIO, Clésio Acilino. Os eixos estruturantes das diretrizes curriculares nacionais dos cursos de Medicina no Brasil. **Revista Docência do Ensino Superior**, Belo Horizonte, v. 7, n. 1, p. 165-184, 2017. DOI: 10.35699/2237-5864.2017.2245. Disponível em: https://periodicos.ufmg.br/index.php/rdes/article/view/2245. Acesso em: 16 jan. 2023.

LAMPERT, Jadete Barbosa. **Tendências de mudanças na formação médica no Brasil**: tipologia das escolas. 2. ed. São Paulo: Hucitec, 2009.

LAMPERT, Jadete Barbosa *et al.* Hospitais de ensino: a trama da crise. **Revista Brasileira de Educação Médica**, Rio de Janeiro, v. 37, n. 2, p. 155-156, jun. 2013. Disponível em: http://www.scielo.br/scielo.php?script=sci_arttext&pid=S0100-55022013000200001&lng=en&nrm=iso. Acesso em: 6 nov. 2020.

LAMPERT, Jadete Barbosa. Educação médica no século XXI: mudanças no perfil do egresso. **Revista Brasileira de Educação Médica**, Rio de Janeiro, v. 38, n. 3, p. 291-292, set. 2014. Disponível em: https://doi.org/10.1590/S0100-55022014000300001. Acesso em: 20 jul. 2019.

LAMPERT, Jadete Barbosa; COSTA, Nilce Maria da Silva Campos; ALVES, Rosana. **Ensino na saúde**: modelo de avaliação CAES/ABEM na construção de mudanças: método da roda. Goiânia: Ed. UFG, 2016.

LAMPERT, Jadete Barbosa *et al.* **Avaliação de cursos de Graduação na área de Saúde pelo Método da Roda**: investigação avaliativa para tendências de mudanças. Curitiba: Appris, 2019.

LIBERAL, Suzana Pacheco *et al.* Implementation of a telemental health service for Medical students during the COVID-19 pandemic. **Revista Brasileira de Educação Médica** [on-line], v. 45, n. 4, e202, 2021. ISSN 1981-5271. Disponível em: https://doi.org/10.1590/1981-5271v45.4-20200407.ING; https://doi.org/10.1590/1981-5271v45.4-20200407. Acesso em: 13 jan. 2023.

LIMA, Silvio Cezar de Souza. O Nascimento da medicina brasileira. **Acervo Revistas Ciência Hoje**, maio 2008 [CH 248]. Disponível em: https://cienciahoje.org.br/artigo/nascimento-da-medicina-brasileira/. Acesso em: 17 abr. 2020.

LIMA FILHO, Paulo Roberto Sotillo de; MARQUES, Rossana Vanessa Dantas de Almeida. Perspectivas sobre o Aprendizado na Óptica de Estudantes de Medicina: Análise do Impacto de Transição Curricular. **Revista Brasileira de Educação Médica**, Brasília, v. 43, n. 2, p. 87-94, jun. 2019. Disponível em: https://doi.org/10.1590/1981-52712015v43n2RB20170124. Acesso em: 30 ago. 2019.

LOBO, Francisco Bruno. **O ensino da medicina no Rio de Janeiro**. Rio de Janeiro: Dep. de Imprensa Nacional, 1964. v. 1. (ANM).

LOPES, Cristiane Maria Carvalho; BICUDO, Angélica Maria; ZANOLLI, Maria de Lurdes. Qualificação como Médico Preceptor e a Satisfação de Seus Clientes quanto à Assistência Recebida na UBS de Origem. **Revista Brasileira de Educação Médica**, Rio de Janeiro, v. 41, n. 1, p. 145-151, 2017. Disponível em: https://doi.org/10.1590/1981-52712015v41n1RB20160048. Acesso em: 8 out. 2019.

LOPES, Renato Matos *et al*. Aprendizagem baseada em problemas: uma experiência no ensino de química toxicológica. **Química Nova** [on-line], v. 34, n. 7, p. 1275-1280, 2011. ISSN 1678-7064. Disponível em: https://doi.org/10.1590/S0100-40422011000700029. Acesso em: 17 out. 2021.

LOURENÇO, Thaís Silva *et al*. "De todos os lados, eu me sentia culpada": o sofrimento mental de estudantes de medicina. **Revista Brasileira de Educação Médica** [on-line], v. 45, n. 3, e177, 2021. ISSN 1981-5271. Disponível em: https://doi.org/10.1590/1981-5271v45.3-20210180. Acesso em: 13 jan. 2023.

LUCKMANN, Luiz Carlos; BERNART, Eliezer Emanuel. Da Universidade Clássica à Universidade Brasileira: Aproximação e Desdobramentos. **Unoesc & Ciência – ACHS**, Joaçaba, v. 5, n. 2, p. 211-220, jun./dez. 2014. Disponível em: https://periodicos.unoesc.edu.br/siepe/article/view/5351. Acesso em: 22 set. 2021. LÜDKE, Menga; ANDRÉ, Marli E. D. A. **Pesquisa em educação**: abordagens qualitativas. São Paulo: EPU, 1986.

LUZ, Madel Therezinha. **Racionalidades médicas e terapêuticas alternativas**. Rio de Janeiro: Instituto de Medicina Social – UERJ, 1993. (Série Estudos em Saúde Coletiva, 62).

MACHADO, Clarisse Daminelli Borges; WUO, Andrea; HEINZLE, Marcia. Educação Médica no Brasil: uma Análise Histórica sobre a Formação Acadêmica e Pedagógica. **Revista Brasileira de Educação Médica**, Brasília, v. 42, n. 4, p. 66-73, dez. 2018. Disponível em: http://dx.doi.org/10.1590/1981-52712015v42n4rb20180065. Acesso em: 5 set. 2019.

MACHADO, Clarisse Daminelli Borges; SCHROEDER, Edson. O aprender a aprender na Educação Médica: reflexões a partir de aportes da Teoria Histórico-Cultural. **Revista Brasileira de Educação Médica** [on-line], v. 45, n. 3, e188, 2021. ISSN 1981-5271. Disponível em: https://doi.org/10.1590/1981-5271v45.3-20210151. Acesso em: 14 jan. 2023.

MACHADO, José Lúcio Martins; CALDAS JR., Antonio Luis; BORTONCELLO, Neide Marina Feijó. UNI: a new initiative in the training of health professionals. **Interface – Comunicação, Saúde, Educação**, v. 1, n. 1, 1997.

MADRUGA, Luciana Margarida de Santana; RIBEIRO, Kátia Suely Queiroz Silva; FREITAS, Cláudia Helena Soares de Morais; PÉREZ, Ingrid de Almeida Becerra; BRITO, Geraldo Eduardo Guedes de. O PET - Saúde da Família e a formação de profissionais da saúde: a percepção dos estudantes. **Interface** [on-line], v. 19, n. 1, p. 805-816, 2015. Disponível em: http://www.scielo.br/scielo.php?pid=S1414=32832015000500805-&script-sci_abstract&tlng=pt. Acesso em: 20 set. 2021.

MARQUES, Vera Regina Beltrão. **Natureza em Boiões**: medicina e boticários no Brasil setecentista. Campinas: Ed. Unicamp, 1999.

MAUÉS, Cristiane Ribeiro *et al*. Formação e Atuação Profissional de Médicos Egressos de uma Instituição Privada do Pará: Perfil e Conformidade com as Diretrizes Curriculares Nacionais. **Revista Brasileira de Educação Médica**, Brasília, v. 42, n. 3, p. 129-145, set. 2018. Disponível em: https://doi.org/10.1590/1981-52712015v42n3RB20170075.r1. Acesso em: 2 jul. 2020.

MEIRELES, Antônio Alexandre Valente *et al*. Sobre a morte e o morrer: percepções de acadêmicos de Medicina do Norte do Brasil. **Revista Brasileira de Educação Médica** [on-line], v. 46, n. 2, e057, 2022. ISSN 1981-5271. Disponível em: https://doi.org/10.1590/1981-5271v46.2-20210081. Acesso em: 12 jan. 2023.

MEIRELLES, Maria Alexandra de Carvalho. A educação médica em construção: análise das novas diretrizes curriculares nacionais do curso de Medicina em relação às expectativas de estudantes de uma instituição de ensino superior. **JMPHC – Journal of Management & Primary Health**

Care, [s. l.], v. 7, n. 1, p. 57-57, 2017. ISSN 2179-6750. DOI: 10.14295/jmphc.v7i1.383. Disponível em: https://www.jmphc.com.br/jmphc/article/view/383. Acesso em: 16 jan. 2023.

MEIRELES, Maria Alexandra de Carvalho; FERNANDES, Cássia do Carmo Pires; SILVA, Lorena Souza e. Novas Diretrizes Curriculares Nacionais e a Formação Médica: Expectativas dos Discentes do Primeiro Ano do Curso de Medicina de uma Instituição de Ensino Superior. **Rev. bras. educ. med.**, Brasília, v. 43, n. 2, p. 67-78, jun. 2019. Disponível em: https://doi.org/10.1590/1981-52712015v43n2RB20180178. Acesso em: 20 ago. 2019.

MENDES, Tâmaro Chagas; DIAS, Ana Catarina Perez. Transtornos mentais e estratégias de enfrentamento entre estudantes de medicina durante a pandemia da covid-19 no Brasil. **Revista Brasileira de Educação Médica** [on-line], v. 46, n. 3, e120, 2022. ISSN 1981-5271. Disponível em: https://doi.org/10.1590/1981-5271v46.3-20220061.ING. Acesso em: 12 jan. 2023.

MENEZES JÚNIOR, Antonio da Silva; BRZEZINSKI, Iria. **Educação médica e políticas curriculares**. Curitiba: Appris, 2018.

MINAYO, Maria Cecília de Souza. Análise qualitativa: teoria, passos e fidedignidade. **Ciênc. saúde coletiva**, Rio de Janeiro, v. 17, n. 3, p. 621-626, mar. 2012. Disponível em: https://doi.org/10.1590/S1413-81232012000300007. Acesso em: 20 ago. 2020.

MORETTI-PIRES, Rodrigo Otávio *et al*. Pedagogical strategies in medical education to the challenges of Covid-19: scoping review. **Revista Brasileira de Educação Médica** [on-line], v. 45, n. 1, e025, 2021. ISSN 1981-5271. Disponível em: https://doi.org/10.1590/1981-5271v45.1-20200350.ING; https://doi.org/10.1590/1981-5271v45.1-20200350. Acesso em: 14 jan. 2023.

MOURA, Hudson Fernando Nunes *et al*. Uma estratégia para avaliação da percepção de docentes e discentes acerca dos métodos de ensino. **Revista Brasileira de Educação Médica** [on-line], v. 46, n. 2, e088, 2022. ISSN 1981-5271. Disponível em: https://doi.org/10.1590/1981-5271v46.2-20210327. Acesso em: 13 jan. 2023.

MOURA, Luis Cesar Souto. **A face reversa da educação médica**: um estudo sobre a formação do Habitus Profissional no ambiente da escola paralela. Porto Alegre: AGE: Simers, 2004.

NASCIMENTO, Alfredo. **O centenário da Academia Nacional de Medicina do Rio de Janeiro, 1829-1929**; primórdios e evolução da medicina no Brasil. Rio de Janeiro: Imprensa Nacional, 1929. (RGPL).

NOGUEIRA, Érika Guimarães *et al*. Avaliação dos níveis de ansiedade e seus fatores associados em estudantes internos de Medicina. **Revista Brasileira de Educação Médica** [on-line], v. 45, n. 1, e017, 2021. ISSN 1981-5271. Disponível em: https://doi.org/10.1590/1981-5271v45.1-20200174. Acesso em: 14 jan. 2023.

NOGUEIRA, Maria Inês. As mudanças na educação médica brasileira em perspectiva: reflexões sobre a emergência de um novo estilo de pensamento. **Revista Brasileira de Educação Médica**, Rio de Janeiro, v. 33, n. 2, p. 262-270, 2009. Disponível em: http://dx.doi.org/10.1590/S0100-55022009000200014. Acesso em: 8 out. 2019.

OLIVEIRA, Carlos Alberto de *et al*. Alinhamento de diferentes projetos pedagógicos de cursos de medicina com as Diretrizes Curriculares Nacionais. **Revista Brasileira de Educação Médica**, Brasília, v. 43, n. 2, p. 143-151, jun. 2019. Disponível em: http://dx.doi.org/10.1590/1981-52712015v43n2rb20180203. Acesso em: 30 ago. 2019.

OLIVEIRA, Neilton Araújo de; MEIRELLES, Rosane Moreira Silva de.; CURY, Geraldo Cunha; ALVES, Luiz Anastácio. Mudanças Curriculares no Ensino Médico Brasileiro: um Debate Crucial no Contexto do Promed. **Revista Brasileira de Educação Médica** [on-line], v. 32, n. 3, p. 333-346, 2008. Disponível em: http://www.scielo.br/scielo.php?script=sci_artext&pid=S010055022008000300008&lng=pt&nrm=isso. Acesso em: 17 ago. 2021.

OLIVEIRA, Vanessa Teixeira Duque de; BATISTA, Nildo Alves. Avaliação formativa em sessão tutorial: concepções e dificuldades. **Revista Brasileira de Educação Médica**, Rio de Janeiro, v. 36, n. 3, p. 374-380, set. 2012. Disponível em: https://doi.org/10.1590/S0100-55022012000500012. Acesso em: 2 jul. 2020.

PAGLIOSA, Fernando Luiz; DA ROS, Marco Aurélio. O relatório Flexner: para o bem e para o mal. **Revista Brasileira de Educação Médica**, Rio de Janeiro, v. 32, n. 4, p. 492-499, dez. 2008. Disponível em: https://doi.org/10.1590/S0100-55022008000400012. Acesso em: 2 jul. 2020.

PATRIOTA, Rodrigo de Lemos Soares *et al*. Flipped classroom for learning clinical examination. **Revista Brasileira de Educação Médica** [on-line], v. 46, n. 1, e010, 2022. ISSN 1981-5271. Disponível em: https://doi.org/10.1590/1981-5271v46.1-20210364.ING; https://doi.org/10.1590/1981-5271v46.1-20210364. Acesso em: 13 jan. 2023.

PEREIRA, Giovanna Barcelos Fontenele; AARÃO, Tinara Leila de Souza; FURLANETO, Ismari Perini. Percepção dos estudantes de Medicina sobre as habilidades de autogestão adquiridas durante a vigência do ensino remoto. **Revista Brasileira de Educação Médica** [on-line], v. 46, n. 4, e136, 2022. ISSN 1981-5271. Disponível em: https://doi.org/10.1590/1981-5271v46.4-20220052. Acesso em: 11 jan. 2023.

PEREIRA, José Carlos Gomes; SANTOS, Lucas Pontes dos; CALDAS, Cezar Augusto Muniz. Use of information and communication technology (ICT) by medical students. **Revista Brasileira de Educação Médica** [on-line], v. 45, n. 4, e204, 2021. ISSN 1981-5271. Disponível em: https://doi.org/10.1590/1981-5271v45.4-20210213.ING; https://doi.org/10.1590/1981-5271v45.4-20210213. Acesso em: 13 jan. 2023.

PERRENOUD, Philippe; THURLER, Monica Gather; MACEDO, Lino de; MACHADO, Nílson José; ALESSANDRINI, Cristina Dias. **As competências para ensinar no século XXI**: a formação dos professores e o desafio da avaliação. Porto Alegre: Artmed, 2002.

PIOVEZAN, Ronaldo Delmonte *et al*. Teste de concordância de scripts: uma proposta para a avaliação do raciocínio clínico em contextos de incerteza. **Revista Brasileira de Educação Médica**, Rio de Janeiro, v. 34, n. 1, p. 5-12, mar. 2010. Disponível em: https://doi.org/10.1590/S0100-55022010000100002. Acesso em: 3 jul. 2020.

REZENDE, Valter Luiz Moreira de *et al*. Percepção discente e docente sobre o desenvolvimento curricular na atenção primária após Diretrizes

Curriculares de 2014. **Revista Brasileira de Educação Médica**, Brasília, v. 43, n. 3, p. 91-99, jul. 2019a. Disponível em: http://dx.doi.org/10.1590/1981-52712015v43n2rb20180237. Acesso em: 27 jul. 2020.

REZENDE, Valter Luiz Moreira de *et al*. Análise documental do projeto pedagógico de um curso de Medicina e o ensino na Atenção Primária à Saúde. **Interface**, Botucatu, v. 23, supl. 1, e170896, 2019b. Disponível em: https://doi.org/10.1590/interface.170896. Acesso em: 27 jul. 2020.

RIBEIRO, Lourival. **Medicina no Brasil Colonial**. Rio de Janeiro: [*s. n.*], 1971.

RIBEIRO, Marcia Moises. **A ciência dos trópicos**. A arte médica no Brasil do século XVIII. São Paulo: Hucitec, 1997.

ROSSI, Giulia Zanata *et al*. Abordagens de aprendizado e sua correlação com ambiente educacional e características individuais em escola médica. **Revista Brasileira de Educação Médica** [on-line], v. 45, n. 3, e169, 2021. ISSN 1981-5271. Disponível em: https://doi.org/10.1590/1981-5271v45.3-20200551. Acesso em: 13 jan. 2023.

ROSSI, Pedro Santo; BATISTA, Nildo Alves. O ensino da comunicação na graduação em medicina: uma abordagem. **Interface**, Botucatu, v. 10, n. 19, p. 93-102, jun. 2006. Disponível em: https://doi.org/10.1590/S1414-32832006000100007. Acesso em: 3 jul. 2020.

SÁ, Fernanda Miranda Caliani. **Os saberes dos médicos docentes sobre a atuação profissional no ensino superior**. 2018. Dissertação (Mestrado em Educação) – Universidade do Oeste Paulista, Presidente Prudente, 2018.

SACRISTÁN, J. Gimeno; GÓMEZ, A. I. Pérez. **Compreender e transformar o ensino**. Tradução de Ernani F. da Fonseca Rosa. Porto Alegre: 1998.

SANTOS, Bruna Mascarenhas *et al*. Educação Médica durante a Pandemia da Covid-19: uma Revisão de Escopo. **Revista Brasileira de Educação Médica** [on-line], v. 44, supl. 1, e139, 2020. ISSN 1981-5271. Disponível em: https://doi.org/10.1590/1981-5271v44.supl.1-20200383. Acesso em: 14 jan. 2023.

SANTOS, Claudio José dos *et al*. Expansão de vagas e qualidade dos cursos de Medicina no Brasil: "Em que pé estamos?". **Revista Brasileira de Educação Médica** [on-line], v. 45, n. 2, e058, 2021. ISSN 1981-5271. Disponível em: https://doi.org/10.1590/1981-5271v45.2-20200523. Acesso em: 14 jan. 2023.

SANTOS FILHO, Lycurgo de Castro. **História geral da medicina brasileira**. São Paulo: Hucitec/Editora da Universidade de São Paulo, 1991. v. 2. (BCCBB).

SANTOS, Jair de Oliveira. Filosofia da Educação Médica: interpretação da práxis. **Revista Brasileira de Educação Médica**, v. 10, n. 2, p. 82-86, 1986.

SANTOS, Victor Hugo dos *et al*. Currículo oculto, educação médica e profissionalismo: uma revisão integrativa. **Interface - Comunicação, Saúde, Educação**, Botucatu, v. 24, e190572, 2020.

SAVIANI, Dermeval. **Escola e democracia**: teorias da educação, curvatura da vara, onze teses sobre educação e política. 42. ed. São Paulo: Editores Associados, 2012.

SCHÖN, Donald A. **Educando o profissional reflexivo**. São Paulo: Artmed, 2000.

SCHWARCZ, Lilia Moritz. **O Espetáculo das Raças**: cientistas, instituições e questão racial no Brasil – 1870-1930. São Paulo: Companhia das Letras, 2000.

SILVA, Andréa Tenório Correia da *et al*. Medicina de Família do Primeiro ao Sexto Ano da Graduação Médica: Considerações sobre uma Proposta Educacional de Integração Curricular Escola-Serviço. **Revista Brasileira de Educação Médica**, Rio de Janeiro, v. 41, n. 2, p. 336-345, 2017. Disponível em: https://doi.org/10.1590/1981-52712015v41n2RB20160016. Acesso em: 20 set. 2019.

SILVA, Angélica Pedreira da *et al*. Generalist training and the professional practice option according to the student's perception. **Revista Brasileira de Educação Médica** [on-line], v. 46, n. 1, e022, 2022. ISSN 1981-5271. Disponível em: https://doi.org/10.1590/1981-5271v46.1-20210461.

ING; https://doi.org/10.1590/1981-5271v46.1-20210461. Acesso em: 13 jan. 2023.

SILVA, Diego Salvador Muniz da *et al*. Metodologias ativas e tecnologias digitais na educação médica: novos desafios em tempos de pandemia. **Revista Brasileira de Educação Médica** [on-line], v. 46, n. 2, e058, 2022. ISSN 1981-5271. Disponível em: https://doi.org/10.1590/1981-5271v46.2-20210018. Acesso em: 13 jan. 2023.

SILVA, Vanessa dos Santos *et al*. Mentoria durante pandemia: um ambiente de acolhimento, pertencimento e humanização para primeiranistas. **Revista Brasileira de Educação Médica** [on-line], v. 45, supl. 1, e113, 2021. ISSN 1981-5271. Disponível em: https://doi.org/10.1590/1981-5271v45.supl.1-20210136. Acesso em: 13 jan. 2023.

SOARES, Matheus Vidonscky *et al*. Mentoria virtual durante a pandemia de Covid-19: percepções de mentorandos e mentores. **Revista Brasileira de Educação Médica** [on-line], v. 45, supl. 1, e109, 2021. ISSN 1981-5271. Disponível em: https://doi.org/10.1590/1981-5271v45.supl.1-20210125. Acesso em: 13 jan. 2023.

SOEIRO, Ana Cristina Vidigal *et al*. Depressão, estigma e preconceito: o que pensam os estudantes de Medicina? **Revista Brasileira de Educação Médica** [on-line], v. 46, n. 3, e114, 2022. ISSN 1981-5271. Disponível em: https://doi.org/10.1590/1981-5271v46.3-20220075. Acesso em: 13 jan. 2023.

SOUSA, Sidnei de Oliveira. A abordagem blended online POPBL na formação inicial de professores: para além da racionalidade técnica. **Revista Práxis Educacional**, Vitória da Conquista, v. 14, n. 29, p. 320-349, jul./set. 2018.

SOUZA, Carlos Dornels Freire de *et al*. Covid-19 e a Necessidade de Ressignificação do Ensino de Epidemiologia nas Escolas Médicas: O Que Nos Ensinam as Diretrizes Curriculares Nacionais? **Revista Brasileira de Educação Médica** [on-line], v. 44, n. 3, e092, 2020. ISSN 1981-5271. Disponível em: https://doi.org/10.1590/1981-5271v44.3-20200135. Acesso em: 14 jan. 2023.

SOUZA, Gabriela Fonseca de Albuquerque *et al*. Fatores associados à ansiedade/depressão nos estudantes de Medicina durante distanciamento social devido à Covid-19. **Revista Brasileira de Educação Médica** [on-line], v. 46, n. 3, e109, 2022. ISSN 1981-5271. Disponível em: https://doi.org/10.1590/1981-5271v46.3-20220042. Acesso em: 12 jan. 2023.

TAQUETTE, Stella Regina; MINAYO, Maria Cecília de Souza; RODRIGUES, Adriana de Oliveira. The perceptions of medical researchers on qualitative methodologies. **Cadernos de Saúde Pública**, v. 31, n. 4, p. 722-732, 2015. Disponível em: https://doi.org/10.1590/0102-311X00094414. Acesso em: 20 fev. 2019.

TELES FILHO, Ricardo Vieira. A importância do estágio eletivo durante o internato médico. **Revista de Medicina**, v. 98, n. 5, p. 365-366, 15 out. 2019.

TEMPSK, Patrícia; BORBA, Mayla. O SUS como escola. **Revista Brasileira de Educação Médica** [on-line], v. 33, n. 3, p. 319-320, 2009. ISSN 1981-5271. Disponível em: https://doi.org/10.1590/S0100-55022009000300001. Acesso em: 21 set. 2021.

TORRES, Octávio. **Esboço histórico dos acontecimentos mais importantes da vida da Faculdade de Medicina da Bahia (1808-1946)**. Salvador: Imprensa Vitória, 1946. (BN).

TRINDADE, Sérgio Cunha; SOUSA, Luis Fernando Freitas de; CARREIRA, Luciana Brandão. Prevalência do transtorno de ansiedade generalizada e do risco de suicídio em estudantes de medicina. **Revista Brasileira de Educação Médica** [on-line], v. 45, n. 2, e061, 2021. ISSN 1981-5271. Disponível em: https://doi.org/10.1590/1981-5271v45.2-20200043.ING. Acesso em: 14 jan. 2023.

TRIVIÑOS, Augusto Nibaldo Silva. **Introdução à pesquisa em ciências sociais**. São Paulo: Atlas, 1987.

TRONCON, Luiz Ernesto de Almeida. Exames de licenciamento – um componente necessário para avaliação externa dos estudantes e egressos dos cursos de graduação em Medicina. **Interface - Comunicação, Saúde, Educação**, Botucatu, v. 24, 2020.

VILAGRA, Sandra Maria Barroso Werneck *et al*. Percepção de preceptores do internato sobre a influência de modelos na formação médica. **Revista Brasileira de Educação Médica** [on-line], v. 46, n. 2, e070, 2022. ISSN 1981-5271. Disponível em: https://doi.org/10.1590/1981-5271v46.2-20210273. Acesso em: 13 jan. 2023.

WAGNER, Katia Jakovljevic Pudla; MARTINS, Lourival José. Metodologias ativas de ensino-aprendizagem: uso, dificuldades e capacitação entre docentes de curso de Medicina. **Revista Brasileira de Educação Médica** [on-line], v. 46, n. 1, e028, 2022. ISSN 1981-5271. Disponível em: https://doi.org/10.1590/1981-5271v46.1-20210356. Acesso em: 13 jan. 2023.

WENCESLAU, Leandro David; SOUZA, Petrina Rezende de; SOUSA, Gabriel Lisboa de. Atenção plena e equilíbrio emocional: experiência de uma disciplina durante a pandemia de Covid-19. **Revista Brasileira de Educação Médica** [on-line], v. 46, n. 3, e126, 2022. ISSN 1981-5271. Disponível em: https://doi.org/10.1590/1981-5271v46.3-20210466. Acesso em: 12 jan. 2023.

ZARPELON, Luís Fernando Boff; TERENCIO, Maria Leandra; BATISTA, Nildo Alves. Integração ensino-serviço no contexto das escolas médicas brasileiras: revisão integrativa. **Ciênc. saúde coletiva**, Rio de Janeiro, v. 23, n. 12, p. 4241-4248, dez. 2018. Disponível em: https://doi.org/10.1590/1413-812320182312.32132016. Acesso em: 20 jul. 2020.